喚起體內的神醫（二）

對症篇

歐陽英 著

歐陽英讓你掌握病症簡單開單

目 錄

目 錄(新版)

目 錄

目錄

1

癌症

一、癌症

腫瘤有良性、惡性之分，並不是所有腫瘤都會對健康造成傷害。良性腫瘤的細胞不具侵犯性、不會轉移；而惡性腫瘤的細胞則會不斷分化、具有侵犯性、可轉移，因此惡性腫瘤才是令人聞之色變，即是所謂的癌症。

化療，不能保證治癒癌症

癌症被發現時多數處於晚期，手術治療已不能徹底去除病灶。西醫的治療方法是先把原發病灶切除，然後進行化療。化療雖可抑制癌細胞的增長，但在某些情況下，即使將化療運用到了人體所能承受的極限，此時的器官功能已經大幅受到破壞，但癌症細胞還是能繼續茁壯成長。所以在化療之下，最差的情況還是可能因功能衰竭而死亡。

所以化療不但破壞器官的正常功能，還使得器官無法正常運轉，並不斷擴散毒素，使血液成分發生變化、器官功能也受破壞，最後可能因中毒或衰竭而死，化療，並不是萬靈丹。

因為癌症具有極強的自主生長能力，在生長過程中會爭奪正常組織的營養，使得身體正常器官得不到足夠的養分，這使得癌細胞更難以控制，且難以完全清除，這也就是為什麼即便醫學如此發達，仍把癌症列為不治之症的原因。

自然醫學觀點：杜絕癌症體質才治本

從自然醫學的觀點，認為癌症是一種體質因素，也就是說它的形成與飲食、生活作息不當息息相關。我把癌細胞容易居住的體內環境，稱為癌症體質；只要體內發生代謝異常，讓基因受傷，就容易產生癌細胞。

而這種體質通常是長期的壞習慣累積而成，像是動物性食物與鹽分食用過多，或體內自由基增加過多等原因，都容易誘發癌症體質。

在體內，當血液黏稠時，血紅素便不易攜帶氧氣，一向仰賴氧氣維生的正常細胞，便會自行進行基因突變，變成不再需要氧氣的癌細胞，癌細胞就轉為依賴血糖，此時癌細胞便不受人體控制，不斷地繼續分裂、成長！

所以，最好的治療方式並不是西醫使用的摘除、清理法，開刀將腫瘤拿掉不過是治標不治本之策，只要從飲食清淡下手，將血黏改變成血清，讓血液中含氧提升，癌細胞是厭氧性，便會停止成長，並逐漸萎縮！

初期病徵

癌症常見的初期症狀包括：不明原因腫脹、增厚或有硬塊、異常的出血、經常腹瀉、慢性咳嗽、無法解釋的體重減輕、不明原因的長期發燒或全身倦怠、傷口潰爛久不癒合、吞嚥困難或腸胃道消化不良等。當然出現這些症狀並不一定表示得了癌症，其他疾病也可能會出現，需進一步到醫院去確診。

非腺體腫瘤的成因

一、食道癌

檳榔、菸、酒與鼻咽癌、喉癌及食道癌的發生密切相關，三種若同時使用危險性更高。

二、胃癌

胃的任何一處長出惡性腫瘤都算是胃癌，包括腺癌、淋巴癌、惡性肉瘤等，不過由於胃黏膜腺體細胞長出的腺癌占了多數，因此常稱的胃癌，多半就是胃腺癌。據統計，嗜吃鹽醃漬物、煎炸、燒烤，煙燻和多香料食品者，發生率較高；而家族遺傳、萎縮性胃炎、有胃腺性息肉、惡性貧血、曾做過胃切除手術、吸菸、常接觸熏煙與灰塵者……，都是高危險群。

三、大腸癌

醫學界對大腸（直腸）癌的病因，目前未有定論，多認為與食物及遺傳有關，另外，缺乏運動、克隆氏病（Crohn'sDisease）也是危險因子。現代人肉食多、纖維素少、常便祕的生活型態，讓大腸（直腸）癌已然成為男性的第三大癌症。

四、膀胱癌

膀胱癌的起因，至今仍然不明確，但根據經驗歸納，知道有些因素構成較高的罹患機率，包括吸菸、環磺酸鹽（cyclamate）、人工增甜劑、以及血吸蟲病感染，還有染廠、橡膠、皮革、油漆、印刷、石油，和其他有機化學工業使用的化學物品侵入體內……。

五、肝癌

國人十大癌症以肺癌、肝癌佔最多。在台灣，大部分肝癌是因感染 B 型或 C 型肝炎病毒後所發生。另外，免疫機轉的缺損、先天性新陳代謝之缺陷、營養不良、感染、長期酗酒、服用過量藥物，如類固醇、荷爾蒙、動情素等，都與肝癌關係密切。飲食方面，玉米、花生中的黃麴毒素，已確認為損壞肝臟的物質，易導致肝癌。

六、鼻咽癌

鼻咽癌，是中國人特有的癌症；成因是多重因素所構成，即遺傳因子、EB 病毒感染、環境因素。諸如各種刺激性煙氣的吸入（如邊睡邊點蚊香、鋸木屑、鼻內刺激性油、不良的精油……）、工作和居住環境的通氣不良、香菸、常吃鹹魚、鹹蛋、燻肉等發酵製品，甚至酗酒、嚼檳榔等，都和鼻咽癌的形成有關。

七、皮膚癌

過度曬太陽，陽光中的紫外線是導致皮膚癌最主要的原因，人工紫外線如太陽燈、日光浴中心，或可將皮膚曬成古銅色的燈，使用過度，也可能導致皮膚癌。所以危險高的族群，包括：曬太陽卻不做防護措施者、長期在太陽底下停留者、住在紫外線高的地帶者、皮膚白而眼睛呈藍綠色的人種、身上痣很多的人……。

八、口腔癌

口腔癌的成因多半是慢性刺激造成的，包括機械性與化學性刺激，嚼檳榔、抽菸、喝酒是三大兇手，其中又以嚼檳榔的關係最大。其它原因還包括營養缺乏、梅毒、放射線治療、口腔衛生不佳、不良假牙及銳利牙齒邊緣的長期刺激……。此外，口腔黏膜若長期有扁平苔蘚、紅斑、白斑、黏膜下纖維化症等癌前病變，再加上菸酒的刺激，罹患的機率也較高。

九、血癌

血癌又稱白血病，是因骨髓造血細胞產生不正常增生，進而影響骨髓造血功能的惡性疾病；症狀是未成熟且型態異常的白血球數量不斷升高、紅血球數量呈現下降。其高危險因子多與遺傳、放射線曝露、曾接受過化學治療、接觸某些化學藥物如乙苯等有關。

各非腺體腫瘤的食療原則

一、食道癌

1. 忌吃含有亞硝胺的加工品。
2. 不菸、不酒、不嚼檳榔。
3. 避免吃過燙、過冰冷的食物，並避免胃食道逆流。

二、胃癌

忌暴飲暴食，不吃過燙食物，以免損傷胃黏膜。

三、大腸癌

1. 忌油膩厚味的動物性食品，最好全素 4～6 個月，讓紅血球全面更新，才能創造健康體質，使生癌體質中斷。

2. 忌全脂奶品、久醃泡菜、皮蛋、鹹蛋、泡麵、菸、酒精、咖啡、檳榔……。
3. 忌偏食，不吃難消化的食物。
4. 不吸菸二手菸，且要戒酒。

四、膀胱癌

忌便祕。

五、肝癌

1. 忌高脂飲食、高糖飲食、高蛋白質飲食。
2. 忌菸、酒、檳榔。
3. 避免食用發霉、醃漬、煙燻或添加亞硝酸鹽的食物，以免誘發癌症。

六、鼻咽癌

不宜食用過於乾燥、粗糙的食物、加工食品。

七、皮膚癌

1. 忌霉變、污染過、太硬、粗糙、纖維質粗硬、油膩、緻密度高、不易消化的食物。
2. 忌暴飲暴食。

八、口腔癌

1. 避免易脹氣、溫度太冰或太燙的食物。

2. 避免同時吃冷、熱的食物，易刺激嘔吐。
3. 避免空腹或腹脹，宜少量多餐。
4. 味覺改變時，應避免食用苦味強的食物，如芥菜。
5. 口腔潰爛者，忌酒、碳酸類飲料、酸味強、調味濃、醃製或粗糙生硬的食物，以減低口腔灼熱感或疼痛感。

九、血癌

1. 避免生冷、隔夜或變質的食物。
2. 留意飲食衛生，水果要洗淨、削皮後再吃。
3. 忌過硬的食物，以免硬物刺破口腔粘膜，使口腔潰瘍或引發局部感染。
4. 忌暴飲暴食。

腺體腫瘤的成因

一、攝護腺癌

攝護腺癌跟吃肉、吃太多脂肪、荷爾蒙失調有關，也與遺傳、環境污染、病毒感染、荷爾蒙、環境及微生物、病毒感染、生活習慣和日常飲食等因素脫不了關係。

二、乳房纖維瘤

有時體內荷爾蒙失調或服食避孕藥，會使乳腺體乳管上皮細胞，及乳小葉內間質組織纖維增生，而形成腫瘤，就是纖維瘤。除了出現腫塊之外，病人通常無明顯自覺症狀。若有疼痛感時一定要盡快就醫，一般患者最好至少半年做一次乳房檢查。

三、乳癌

乳癌的成因複雜，目前仍未完全確定。部分與遺傳有關，但比例不高，高危險群是初經較早且停經晚的女性、不曾生育的女性；而誘發因子是肥胖、高脂飲食、缺乏運動等不良習慣。此外，乳癌不是女性的專利，男性也可能得到。

四、卵巢癌

卵巢癌的高危險群包括停經後婦女，某些特定基因的缺陷或基因突變、家族中有乳癌或卵巢癌病史者，初經小於 12 歲或停經大於 55 歲、未生育或第一胎生產時大於 35 歲，以及嗜吃高熱量、高脂肪食物的人。

五、子宮內膜癌

又稱子宮癌或子宮體癌，目前成因不明，一般認為可能是多項因素的協同作用所引起的，其危險因子有子宮頸糜爛、性行為頻繁、或性生活紊亂、忽略性行為之清潔或經期衛生、性伴侶包皮過長、皰疹二型病毒（HSV-2）、人乳頭瘤（HPS）有密切關係、與性病、披衣菌感染、服用雌激素、慢性代謝性疾病、肥胖等有關。

六、子宮肌瘤

子宮肌瘤是肌肉形成的腫瘤，大部分是良性，不會造成不適，但也可能造成不正常的子宮出血、下腹疼痛、頻尿。

肌瘤增大與荷爾蒙有密切關係，當荷爾蒙分泌旺盛，肌瘤就增大。但是大部分肌瘤都會隨著年齡增長，荷爾蒙分泌減少而縮小。

七、子宮頸癌

子宮最常見發生癌症的部位是子宮頸癌及子宮內膜，當中又以子宮頸癌發生率較高。高危險群包括不當性生活、性病患者、年齡介於35～45 歲女性、長期子宮頸發炎者。

八、甲狀腺癌

一般認為其成因可能與幾種因素有關，包括遺傳、曾罹患過橋本氏甲狀腺炎、孩童時期在頭頸或胸部上方接受過 X 光或放射線治療；然而，女性的罹患率高於男性，尤其是年齡小於二十歲或五十歲以上女性。

九、淋巴癌

淋巴癌的成因包括遺傳、免疫功能低下、HTLV、HIV、EB 等病毒感染、農藥和染發劑等化學致癌物、放射線暴露、霍奇金病的治療等等。

十、胰臟癌

胰臟癌發生原因迄今仍然不明，一般認為與多種因素並長期共同作用所導致的結果。根據臨床與流行病學資料調查分析，極可能與以下因素有關：吸煙因素、飲酒因素、飲食因素、內分泌代謝因素、遺傳與基因因素，以及胃部份切除術後和膽囊切除術後等，有較高的胰臟致癌率。

各腺體腫瘤的食療宜忌

一、攝護腺癌

1. 避免辛辣、刺激、肥膩食物，及咖啡、濃茶、含酒精的飲料。
2. 不要憋尿而使膀胱漲滿，易造成感染。
3. 適度溫和運動，搭配走路、收腹提肛等動作。
4. 天冷注意保暖，多以熱水坐浴，以緩和病情。
5. 不要熬夜。
6. 忌性生活過於頻繁，以防止攝護腺反覆充血，誘發炎症。

二、乳房纖維瘤

1. 不可吃會促進荷爾蒙的食物。
2. 忌辛辣刺激性食品。
3. 忌高脂食物。
4. 忌熬夜。

三、乳癌

忌吃促進荷爾蒙的食物。

四、卵巢癌

1. 減少寒涼性食物的攝取。
2. 避免冰冷食物、高脂飲食。

五、子宮內膜癌

忌吃促進荷爾蒙的食物。

六、子宮肌瘤

1. 忌吃促進荷爾蒙的食物。
2. 減少寒涼性食物的攝取。
3. 避免冰冷食物、高脂飲食、高糖飲食。

七、子宮頸癌

1. 維持理想體重，高脂飲食易造成經期紊亂。
2. 不可吃促進荷爾蒙的食物。

八、甲狀腺癌

1. 勿吃含碘食物，如海藻類（海帶、紫菜等）及含碘的食鹽。
2. 最好改吃無碘食鹽（在大的西藥房有售）。

九、淋巴癌

忌雞肉、豬肉、海鮮、羊肉、狗肉、韭菜、胡椒等發物（要嚴格全素半年）。

十、胰臟癌

1. 忌飲食不規律、暴飲暴食。
2. 忌零食。

所有癌症的食療重點

所有癌症的調理重點

1. 建議至少半年，照「13 時段完整版」的食養排餐表[1]實行「食養二分法」，並嚴格全素。
2. 癌細胞嗜吃糖，所以要減少糖份攝取，最好禁糖。癌細胞厭氧，因此要將血液調整為偏弱鹼性，以增加含氧量。

所有癌症的食療原則

分類	綠燈（常吃或可多吃）	黃燈（節制食用）	紅燈（忌食）
種類	・五穀類、芽菜、十字花科蔬菜	・芋頭、馬鈴薯、地瓜、蒸南瓜	・過甜的水果
說明	・五穀雜糧如糙米、薏仁、芡實、高粱、小米、蕎麥、燕麥、小麥、大麥、黑糯米、胚芽米、菱角、蓮子等。 ・芽菜，如苜蓿芽、豌豆芽、小麥芽、綠豆芽、蘿蔔嬰、黃豆芽、綠花椰菜芽、蕎麥芽、黑豆芽、空心菜芽等。 ・常吃十字花科蔬菜，如高麗菜、大白菜、小白菜、青江菜、油菜、白蘿蔔、大頭菜、白花椰菜、青花菜、薺菜、芥藍菜、芥菜、西洋菜（豆瓣菜）。	・芋頭、馬鈴薯、地瓜這三種不宜多吃，每次不超過 70 克，避免血糖升高。 ・如果真的很想吃甜食，可以吃些蒸南瓜，南瓜可以促進胰島素分泌，血糖反而可以得到控制，控制血糖，便有助於抑制腫瘤的成長。	・過甜水果，包括榴槤、荔枝、紅毛丹、水蜜桃、板栗、釋迦、櫻桃、鳳梨、葡萄、甘蔗、芒果、草莓、西瓜、香蕉、哈密瓜、柿子。

1 請見第一冊《總論篇》P.47。

婦科腫瘤的禁忌	得到婦科腫瘤的女性，包括子宮、卵巢、乳房的癌症，對某些促進荷爾蒙分泌的食物有禁忌，如下： 1. 在調理期內至少半年，都不可進食蜂王漿、山藥、牛蒡、當歸、榴槤。 2. 黃豆、黑豆、薏仁可繼續攝取，尤其是進入更年期的患者如果完全不做保養，也會老得快，所以適量吃即可，勿三餐都吃，吃一天、停一天較為保險。

所有癌症的現成食譜

食養分類	食譜推薦
食養飲料 A1、A2	・半枝蓮白花蛇舌草茶 ・五行蔬菜湯（腺體腫瘤者不宜） ・綠茶 ・蘆筍泥稀湯 ・菱角湯 ・以上飲料每天要喝到 1500c.c.以上才有效；不要每天喝同樣的，要多種交替喝。
食養果菜汁及水果 B1、B2、水果 1、水果 2	・五汁飲 ・淨血蔬果汁 ・番茄原汁 ・胡蘿蔔原汁 ・馬鈴薯蘋果汁 ・蘆筍泥 ・排毒水 ・太甜的水果忌吃。 ・癌症第一、二期患者，蔬果汁一天一次；第三期以後每天兩或三次，請於空腹時飲用。
食養驗方 （糙米茶或綠汁加營養補充品）C1、C2	・輪流喝各種綠汁，每次 50～60c.c.。 ・輕癌者，一天喝二次。早餐之前一小時，以及下午 15：00。 ・重症者，可在睡前 2 小時再喝一次綠汁，一天喝到 3 次。 ・但每三天停一天。 ・攝取提升免疫力的食品，如藍藻、蜂膠（甜度低的）酵素等。

食養三餐（生加熟食）D1、D2	‧早上最好能喝杯通便抗癌精力湯。 ‧建議早餐多吃利尿解毒的綠豆、薏仁。 ‧推薦生菜食譜中的總匯生菜沙拉、速成泡菜、三色生菜春捲。 ‧主食以五穀雜糧為主，推薦主食食譜：黃豆糙米飯、五穀奶、黃豆糙米地瓜菜飯、糙米什錦菜飯、五穀米什錦菜粥、三色飯。 ‧要符合全餐[2]。
其他療法或叮嚀	1. 多選用自然、新鮮、未加工、未含色素和添加物的有機食材。 2. 宜適當運動。每次最好有一小時以上，要配合深呼吸，即吸吸呼[3]。 3. 睡眠品質要良好，可參考好眠九招[4]。

2 全餐的定義請見本書第一冊《總論篇》P.29。
3 請參考本書第一冊《總論篇》P.54。
4 請參考本書第一冊《總論篇》P.64。

2

腦、血管疾病

二、腦、血管疾病

高血壓

什麼是血壓？人體的血液由心臟經各大小動脈和微血管流經全身，再經各靜脈返回心臟。血液是帶黏性的液體，須借助心臟強烈的收縮力推出，才能循環全身，這種推動血液流動的壓力，就是血壓。正常的血壓，高壓（收縮壓）在 90～139mmHg，低壓（舒張壓）在 60～89mmHg。

以世界衛生組織（WHO）的基準來看，如果高壓（收縮壓）在 140mmHg 以上，低壓（舒張壓）在 90mmHg 柱以上，達到其中一項，便視為高血壓。高血壓是指：當人們在休息狀態或放鬆身體時，血壓仍持續高於正常水平。高血壓幾乎是沒有什麼症候，大多數的高血壓患者，都是併發症出現後，或是經血壓測量才知道自己有高血壓的問題。

別以為高血壓是老年人的專利，事實上根據統計，現在 40 歲以上的人口中，有高達將近四成的人罹患高血壓！它好發生在肥胖者，或中老年人身上，部分患者一輩子都需要靠西藥控制。

高血壓被稱做是人體的無形且沉默的殺手，病發時不會有明顯的感覺，但對身體的損害非常巨大，可導致心肌梗塞、心臟衰竭、中風。所以不要輕忽血壓偏高的現象，最好能從生活習慣下手來根治它。

很多人都以為高血壓治不好，只能終生依賴降壓藥。其實在食療看來，高血壓是完全可以被控制的。根據中醫理論，高血壓就是人體氣血循環失常造成的，只要從飲食清淡下手，讓血黏變成血清，氣血循環恢復正常，就有明顯的降壓效果。此外，高血壓的成因不外乎遺傳與飲食，所以我堅信只要徹底改善飲食，高血壓可以斷藥，永保平安！

輔助療法：梳頭髮

每天早上起床後，先拿一把髮梳來梳頭，每次梳 3～5 分鐘。藉此促進頭部的血液循環。建議選梳齒的間距較寬、齒尖並不尖銳的梳子。方法是從前額梳到後腦，連太陽穴也要緩緩梳過。最好早、晚各做一次，可降低中風的機率。

高血壓的食療原則

分類	綠燈（常吃或可多吃）	黃燈（節制食用）	紅燈（忌食）
種類	·清熱、涼血、解毒食物 ·多吃食養飲料 A 項	·鹽	·人蔘、高膽固醇食物、酒、葡萄柚
說明	·清熱、涼血、解毒食物，像是綠豆、絲瓜、苦瓜、空心菜、蘿蔔、蓮藕、芹菜、黑木耳。 ·多吃食養飲料 A 項每天持續飲用 1500c.c.以上，能迅速改善病情。	·用鹽要少，故少用淋汁，如肉燥等；少用沙拉醬及調味料。	·不宜食用人蔘，因人蔘含有抗脂肪分解的物質，會抑制體內脂肪的分解，造成動脈硬化。尤其高麗參（紅參）屬性偏熱，服用後會使血壓上升，風險甚大。 ·有服降壓西藥者不可吃葡萄柚。

調理重點	1. 勿吃炸、煎、燻、烤及烘培食物。 2. 烹飪方式要改成蒸、煮、燉。 3. 勿吃任何加工食品。 4. 勿吃辛辣、刺激性的食物。 5. 全素或素多葷少。 6. 飲食清淡，要少油、少鹽、少糖。

高血壓的現成食譜

食養分類	食譜推薦	
食養飲料 A1、A2	・魚腥草茶 ・香菇海帶水 ・決明子綠茶 ・魚腥草紅棗湯 ・魚腥草薄荷茶	・五行蔬菜湯 ・芭樂蕊葉茶 ・淡竹葉葫瓜湯 ・蓮藕湯 ・牛蒡清湯
食養果菜汁及水果 B1、B2、水果 1、水果 2	・淨血蔬果汁 ・五汁飲 ・番茄原汁 ・高 C 果汁 ・胡蘿蔔蘋果汁 ・正在服心血管藥者，不宜吃葡萄柚。	
食養驗方 （糙米茶或綠汁加營養補充品） C1、C2	・水果醋飲 ・多喝小麥草汁，可輪流喝其他綠汁，如牧草汁、明日葉汁等。	
食養三餐（生加熟食） D1、D2	・清熱雜糧粥 ・醋泡花生 ・綜合什錦泡菜 ・要符合全餐[1]。	
其他療法或叮嚀	每天「喝水總量＝體重（公斤數）×40c.c.」，譬如 60 公斤體重的人，每天要喝足 2400c.c.（喝水包括食養飲料、茶水、果菜汁、菜湯等）。	

1　全餐的定義請見本書第一冊《總論篇》P.29。

動脈硬化、血栓

動脈硬化，是身體的血管出現老化現象，想像血管是條河流，小血管匯成大血管，但因血管河道淤塞，血流不暢，淤塞物完全阻塞河道，形成血栓，嚴重甚至會使河流潰堤，也就是血管破裂，對身體當然造成巨大傷害。

動脈硬化跟年齡與飲食習慣有很大的關連，隨著年齡增加，血管壁內皮細胞的功能變差，使血管彈性變差，動脈硬化的現象會隨年齡的增加而日趨嚴重。飲食習慣也會造成動脈硬化的危險增加，例如食用過多飽和油脂、反式脂肪酸、膽固醇、或熱量攝取過多（肥胖），也會導致膽固醇及血脂值過高，進而造成動脈硬化而引發心血管疾病。

現在很多年輕人常亂吃漢堡、薯條、炸雞等不健康的食物，因此也出現了動脈硬化的現象，甚至有心血管疾病，使得這些以往在中年後才會發生的病症提早出現。

動脈硬化是很危險的，若是出現在供應心臟血流的冠狀動脈，則容易出現心絞痛、心肌梗塞發作、猝死的現象；若是發生在腦部，容易引發腦中風；若是出現在下肢血管，則會造成缺血性壞死。

缺少運動，也容易形成動脈硬化，運動可以增加高密度脂蛋白（HDL），減少低密度脂蛋白（LDL），幫忙身體把多餘膽固醇從膽道與腸道排出體外，避免過剩的膽固醇沉積在血管內壁。運動也可以促進血液循環，增加血管彈性，降低血壓，消耗過剩熱量，使身體脂肪比重減少，肌肉比重增加，而形成更健康又不易復胖的體質。

高血壓、高血脂症、抽煙是造成動脈硬化的最主要原因，香煙中的尼古丁、一氧化碳等，會損傷動脈內壁，受傷的動脈內壁會卡住膽固醇，引起血小板堆積形成脂肪斑塊。同時，抽煙也會引起冠狀動脈收縮痙攣，減少血流量。其他如肥胖、糖尿病、運動不足、經常緊張、脾氣暴躁，也都是引起動脈硬化的原因之一。

動脈硬化、血栓的食療原則

分類	綠燈（常吃或可多吃）	黃燈（節制食用）	紅燈（忌食）
種類	・多吃茄子、豆類及大豆製品。	・鹽	・人蔘、高膽固醇食物、濃茶、咖啡、香菸、葡萄柚。
說明	・宜蒸煮燉，避免炸、煎、燻、烤。	・忌鹽，故少用淋汁，如肉燥等；少用沙拉醬及調味料。 ・如果真的很想吃甜食，可以吃些蒸南瓜，南瓜可以促進胰島素分泌，血糖反而可以得到控制，但也不宜吃得太多；而體質對南瓜過敏的人就要忌口，勿吃南瓜。	・不宜食用人蔘，因人蔘含有抗脂肪分解的物質，會抑制體內脂肪的分解，對動脈硬化有害。 ・正在服心血管西藥者不宜吃葡萄柚。
調理重點	宜全素或素多葷少、飲食清淡。		

動脈硬化、血栓的現成食譜

食養分類	食譜推薦
食養飲料 A1、A2	・艾草紅棗湯 ・酵素稀釋液 ・水果醋飲

食養果菜汁及水果 B1、B2、水果 1、水果 2	· 淨血蔬果汁 · 高鈣精力湯 · 五汁飲 · 番茄原汁 · 高 C 果汁 · 胡蘿蔔蘋果汁 · 有在服心血管西藥者不宜吃葡萄柚。
食養驗方 （糙米茶或綠汁加營養補充品） C1、C2	· 多喝小麥草汁，可輪流喝其他綠汁，如牧草汁、明日葉汁等。
食養三餐（生加熟食） D1、D2	· 水果燕麥粥 · 綜合什錦泡菜 · 要符合全餐[2]。
其他療法或叮嚀	烹調宜用植物油，建議常用亞麻籽油。

中風

很多疾病的產生都與飲食有密切關係，中風也不例外。中風的死亡率高、致殘率高、復發機率高，以及併發症多的特點，醫學界把它同冠心病、癌症並列為威脅人類健康的三大疾病之一。有百分之十的中風患者，一年內有再度中風的可能性，所以避免二次中風是刻不容緩的。

先兆及病徵

中風的突發症狀是猝然昏倒、不省人事，接著伴隨口角歪斜、語言不利及半身不遂。中風前通常會出現一些預兆，比如突然頭暈目眩，覺得周圍物件都在旋轉，幾秒鐘後便恢復常態，這可能是有短暫性腦缺血發作的可能，應即時測量血壓，調整飲食，及早治療。

2　全餐的定義請見本書第一冊《總論篇》P.29。

此外，有時會出現一隻眼睛突然發黑，看不見東西，幾秒鐘或幾十秒鐘後便完全恢復正常，這可能是腦缺血引起視網膜缺血所造成。喝水嗆到也可能是中風的先兆，這是因為腦缺血引起吞咽神經核受損，導致咽部感覺喪失，使食物或水誤入氣管，喝水才會嗆到。或者手指麻木，可能是頸椎病、糖尿病所引起。還有原因不明跌跤也是一種中風的預兆，有可能是腦血管硬化，引起腦缺血，運動神經失靈而發生跌跤狀況。

中風的症狀絕大部分都是急性發生的，因為腦血管的阻塞或破裂發生得很快，因此症狀通常是一瞬間，幾分鐘、或者幾小時內從無到有，有些人則是在睡夢中發生腦中風，睡醒才發現症狀。一旦發生腦中風，不僅需要急性期的醫療照顧，中、長期的醫療支出與家庭社會的成本更是龐大，所以及時發現中風預兆，及早採取措施對預防中風是很關鍵的一點。

病因

當腦部的血液循環受到迫害或中斷，造成腦細胞因缺氧而壞死，就會導致中風，大致可分為缺血性（腦血栓及腦栓塞）及出血性兩種，分述如下：

一、腦血栓

腦或頸動脈逐漸變窄並最終阻塞，通常由膽固醇和脂肪沉澱物慢慢堆積所致。大約有百分之六十的中風由血栓形成引起。

二、腦栓塞

一種由凝塊造成的腦或頸動脈堵塞。凝塊可能是在體內其他地方（通常是心臟）形成，然後再抵達腦部的血凝塊，也可能是動脈內壁脂肪沉澱物脫落下來的小塊。大部分的中風是由腦栓塞引起。

三、出血性

腦內或其表面動脈破裂。此類破裂可能由動脈瘤（動脈管壁上的薄弱區）或腦循環系統先天畸形引起。出血常發生在腦組織本身，或在腦與其外面的保護膜之間都有可能出血。大部分的中風是由腦出血引起。

中風給倖存者造成的後遺症，是由中風的位置和程度決定。如，大腦左半球中風，病人的溝通能力、記憶力、身體右側的活動會受到影響。如果是大腦右半球中風，那麼會影響病人的空間感、感知能力，以及身體左側的活動。

中風者通常會造成身體的一側的癱瘓，包括面部或口腔，病人可能會有吞咽困難、視力無法聚焦等問題，甚或失語，說話、理解、閱讀和書寫都困難，無法控制和解釋的哭喊、發怒或大笑。一旦中風，一定要有復健計畫，八成的中風患者可以通過復健治療得到幫助。

中風的食療原則

分類	綠燈（常吃或可多吃）	黃燈（節制食用）	紅燈（忌食）
種類	・宜常吃各種芽菜。 ・多吃清熱涼血解毒食物。	・蛋（各種蛋，如雞蛋、鴨蛋、鵝蛋等）	・人蔘 ・葡萄柚
説明	・各種芽菜，如苜蓿芽、豌豆芽、小麥芽、綠豆芽、蘿蔔嬰、黃豆芽、綠花椰菜芽、蕎麥芽、黑豆芽、空心菜芽等。 ・清熱涼血解毒食物，如綠豆、苦瓜、絲瓜、空心菜、蘿蔔、蓮藕、芹菜、番茄、黑木耳等。	・蛋含有高膽固醇，不宜多吃，以免造成血脂升高。	・不宜食用人蔘，因人蔘含有抗脂肪分解的物質，會抑制體內脂肪的分解，對動脈硬化有害。 ・有在服心血管西藥者不宜吃葡萄柚。
調理重點	1. 少油、少鹽、少糖。 2. 宜全素或素多葷少。		

中風的現成食譜

食養分類	食譜推薦
食養飲料 A1、A2	・魚腥草紅棗湯 ・洋蔥皮湯 ・荷葉山楂茶 ・魚腥草薄荷茶
食養果菜汁及水果 B1、B2、水果 1、水果 2	・淨血蔬果汁 ・五汁飲 ・番茄原汁 ・高 C 果汁 ・胡蘿蔔蘋果汁 ・正在服心血管西藥者不宜吃葡萄柚。
食養驗方 （糙米茶或綠汁加營養補充品） C1、C2	・多喝小麥草汁，可輪流喝其他綠汁，如牧草汁、明日葉汁等。
食養三餐（生加熟食） D1、D2	・什錦黑木耳菜 ・木耳金菇荸薺湯。 ・綜合什錦泡菜 ・要符合全餐[3]。
其他療法或叮嚀	1. 多喝水，每日飲水量要 2500c.c.以上。 2. 洗澡前先作乾刷，促進血液循環。

低血壓

血壓高非好事，可能造成心臟病、心臟衰竭、中風、腎臟衰竭，甚至丟掉性命，但低血壓（hypotension）也會讓人不舒服及傷害健康。如果一直找不出什麼原因讓身體這麼累，有可能是血壓太低，低血壓會讓人失去活力、提不起勁。美國約翰霍普金斯大學研究指出，血壓長期低於正常值的人比較容易疲勞、昏沉、做事沒勁。

3　全餐的定義請見本書第一冊《總論篇》P.29。

為什麼會出現低血壓？其實低血壓也就是靜脈回流變差，身體是藉著下肢肌肉的收縮力量，讓靜脈血液回流，如果長期欠缺運動、下肢循環不好，血液滯留時，回流至心臟的血液量會變少，進而心臟輸出的血液也變少，血壓就高不起來。正常的血壓，高壓（也就是收縮壓）在 90～139mmHg，低壓（也就是舒張壓）在 60～89mmHg，而比這個標準稍微低一點的話，一般還不會出現明顯不舒服的症狀。不過，一旦血壓低到 90mmHg／60mmHg 以下時，因為流到腦部的血液不足，就會頭暈眼花、全身無力，甚至失去知覺而昏倒。

老人血壓低尤其要警覺！血壓低除了容易暈眩、疲勞之外，還會有失智的風險。低血壓和高血壓一樣有家族性的遺傳，如果家裡有人低血壓，那自己的血壓也有可能偏低。另外，造成血壓偏低的原因還有以下：

1. 大量失血或脫水，譬如外傷或其他原因大量出血，或是嚴重脫水，血管中的血液量驟減，血壓就會急速下掉。
2. 心臟機能缺損或心血管疾病，如心臟收縮功能不良，無法送出足夠的血液。通常血壓低的人心跳會比較快、容易心悸，是因為心臟需要多做工，才能送出較多血液。
3. 過度服用藥物，長期吃降血壓藥、鎮定劑等，血壓普遍會比較低。

很多人問我：「低血壓需要治療嗎？」如果是一個健康的人，血壓較低而沒有任何不舒適的症狀，這是不需要治療的。

只有當出現症狀時，才要考慮治療。比如說會感到頭暈、疲累，甚至暈眩，這就得注意了。低血壓可能的症狀有視力模糊、頭暈、暈厥、想睡、疲累、虛弱等，長期血壓低會出現情緒低弱、慢性疲勞的問題，甚至會引發憂鬱和老年失智。

低血壓的食療原則

1. 宜常吃生薑。薑可加在任何食物裡，生薑含揮發油，能刺激胃液分泌，促進消化，有健胃作用，能使血壓升高。
2. 宜常吃龍眼乾（每天 3～5 粒）、紅棗（每次 5～10 粒，每日早晚二次）、核桃（每次吃 3～5 粒，每日早午晚 3 次）。
3. 宜在睡前喝紅酒。睡前喝 1 杯純紅葡萄酒 30～50c.c.，葡萄酒能補血，提升血壓。
4. 忌營養不足。當飲食不正常，營養不均衡，血壓會更為低下。
5. 少吃寒涼降壓食物，如番茄、荸薺、苦瓜、芹菜、大黃瓜、葫蘆瓜、冬瓜等。

低血壓的現成食譜

食養分類	食譜推薦
食養飲料 A1、A2	· 黃耆紅棗枸杞湯 · 菊花糖蜜水
食養果菜汁及水果 B1、B2、水果 1、水果 2	· 枸杞胡蘿蔔汁 · 補血精力湯 · 胡蘿蔔腰果熱湯
食養驗方 （糙米茶或綠汁加營養補充品） C1、C2	· 補血優酪乳 · 洋蔥紅葡萄酒
食養三餐（生加熟食） D1、D2	· 桂圓蓮子糙米粥 · 補血雜糧粥 · 洋蔥炒蛋 · 要符合全餐[4]。

4　全餐的定義請見本書第一冊《總論篇》P.29。

3

高血脂、心臟病

三、高血脂、心臟病

代謝症候群的定義

與脂肪有關的數據，是各項健康檢查中最基本的項目之一，以下的數值，凡有疾病在身者，特別是肥胖者，都應該了解並常常留意。

人體正常膽固醇安全標準如下：

1. 總膽固醇應＜200mg／dl。
2. 三酸甘油酯應＜150mg／dl。
3. 低密度脂蛋白膽固醇（LDL）＜130mg／dl。
4. 高密度脂蛋白膽固醇（HDL）＞40mg／dl。

以上四項只要有一項超過標準就算偏高。

簡單地說，高血脂指的就是血液中的脂肪過高，其醫學上的定義有很多種；這裡所謂的脂肪可能是壞膽固醇，也可能是三酸甘油酯。

高血脂症可怕的地方在於它是動脈硬化的前身，所以當檢驗報告呈現血脂肪過高時，讀者應確實地改善生活方式，避免走向動脈硬化、心臟病、中風或心肌梗塞這條不歸路。

膽固醇過高

膽固醇過高，指的可能是總膽固醇或壞膽固醇。壞膽固醇就是低密度膽固醇（LDL），是造成動脈硬化、心血管疾病的元兇，指的是檢測值超過 130mg／dl，而理想值是 100mg／dl 以下。

其成因包括遺傳、飲食、飲酒、抽菸、是否肥胖、有無運動等因素，但最主要是攝取了過多的飽和脂肪酸，它們會刺激肝臟產生更多膽固醇，並使血液中的壞膽固醇增加。

膽固醇過高的食療原則

分類	綠燈（常吃或可多吃）	黃燈（節制食用）	紅燈（忌食）
種類	・燕麥 ・各種豆類、豆製品 ・麵筋、果凍、杏仁、核桃、海帶。	・含動物油脂的食物 ・棕櫚油、椰子油、人造植物油 ・酒	・人蔘、蛋、油炸食物
說明	・主食宜多吃雜糧類，尤其是燕麥與薏仁，去膽固醇效果最佳。	・飲酒每日不超過兩杯啤酒，或者一杯紅葡萄酒。	・不宜食用人蔘，因人蔘含有抗脂肪分解的物質，會抑制體內脂肪的分解，對動脈硬化有害。
調理重點	1. 建議採食養二分法。 2. 建議進行 3～7 天的果菜汁斷食法，效果很好！		

膽固醇過高的現成食譜

食養分類	食譜推薦
食養飲料 A1、A2	・決明子綠茶 ・五行蔬菜湯 ・魚腥草紅棗湯 ・魚腥草薄荷茶 ・芭樂葉茶 ・酵素稀釋液 ・水果醋飲 ・生香菇洗淨經烈日曝曬到乾，將兩朵香菇泡溫水 250c.c.，當茶飲用，降膽固醇效果佳。

食養果菜汁及水果 B1、B2、水果 1、水果 2	・淨血蔬果汁 ・五汁飲 ・番茄原汁 ・高 C 果汁 ・胡蘿蔔蘋果汁 ・正在服心血管西藥者不宜吃葡萄柚。 ・一天吃三次新鮮水果，適合的水果包括木瓜、火龍果、葡萄柚、奇異果、水梨、香蕉等。
食養驗方 （糙米茶或綠汁加營養補充品） C1、C2	・南瓜蔬菜泥 ・多喝小麥草汁，可輪流喝其他綠汁。（如牧草汁、明日葉汁等）
食養三餐（生加熟食） D1、D2	・綜合什錦泡菜 ・建議用五穀腰果地瓜奶代替三餐。 ・要符合全餐[1]。
其他療法或叮嚀	可採用果菜汁斷食法[2]，進行 3～7 天斷食，效果顯著。

三酸甘油酯過高、肥胖

三酸甘油酯偏高指的是檢驗值大於 150mg／dl，成因常是代謝異常的疾病所引發，或長期飲食習慣不佳，甚至可能是使用藥物造成。包括肥胖、糖尿病控制不佳、甲狀腺機能過低、慢性腎衰竭、腎病症候群、吃太多脂肪或糖分、菸酒過量等等。此外，Thiazide 類利尿劑、β-腎上腺阻斷劑、皮質類固醇、維生素 A 酸、雌激素、膽酸調節劑 W 腺阻斷劑等藥物的使用也可能造成。

而肥胖的定義則是指比標準體重增加了 20％以上時，就稱為肥胖症。肥胖的原因包括飲食過量、內分泌和代謝異常（如甲狀腺官能不足症、胰島素分泌過多、男性性腺機能不足症等等）。

1　全餐的定義請見第一冊《總論篇》P.29。
2　請見本書第一冊《總論篇》P.72。

三酸甘油酯過高、肥胖的食療原則

1. 建議採食養二分法。
2. 多選擇減肥特效食物，像是木瓜、絲瓜、苦瓜、大黃瓜、冬瓜、白蘿蔔、蘋果、番茄等。
3. 可採用果菜汁斷食法[3]，進行 3～7 天斷食，效果顯著。
4. 建議採用三日蘋果餐減肥法。

三酸甘油酯過高、肥胖的現成食譜

食養分類	食譜推薦
食養飲料 A1、A2	· 魚腥草紅棗湯 · 魚腥草薄荷茶 · 利尿冬瓜湯 · 五行蔬菜湯
食養果菜汁及水果 B1、B2、水果 1、水果 2	· 五汁飲 · 淨血蔬果汁 · 胡蘿蔔原汁 · 蓮藕生汁 · 番茄原汁 · 胡蘿蔔蘋果汁 · 高 C 果汁 · 正在服心血管西藥者不宜吃葡萄柚。
食養驗方 （糙米茶或綠汁加營養補充品） C1、C2	· 南瓜蔬菜泥 · 可在餐前一小時飲用酵素稀釋液，可強化代謝。
食養三餐（生加熟食） D1、D2	· 建議用五穀腰果地瓜奶代替三餐。 · 主食可吃紫蘇梅小米粥。

3 請見本書第一冊《總論篇》P.72。

三日蘋果餐減肥法

前三天為「準備期」，要逐步減少食量；中間三天實踐「蘋果三日減肥法」，進入主要的實踐瘦身階段；最後三天為「復食期」，逐漸增加食量，但注意不可暴飲暴食。

準備期注意事項

1. 嚴禁吃炸、煎、燻、烤。
2. 三餐飲食要儘可能清淡。
3. 少油、少鹽、少糖。
4. 辛香料、煙、酒、咖啡等刺激性食物不能碰。
5. 每日三餐的食量，要逐步減少。第一天減為七分飽；第二天減為六分飽；第三天吃個五分飽。

減時期多喝自製飲料，如魚腥草茶，每日的飲用量至少為「體重×40c.c.＝每日最少飲水量」。體質較寒的人，建議喝魚腥草紅棗茶。每天早上刷牙前刮舌苔，晚上洗澡前用絲瓜絡乾刷身體，幫助血液循環、加速新陳代謝、活化皮下細胞增加抵抗力。

減肥期

三餐都以蘋果為主食。

減肥期也如上，要多喝自製飲料、刮舌苔、乾刷身體，促進新陳代謝。

復食期

1. 細嚼慢咽。
2. 逐漸增加食量，第一天五分飽、第二天六分飽、第三天七分飽。
3. 少量多餐，而後逐漸恢復正常。

4. 纖維由細到粗，以軟食、纖維較細的食物為主。如糙米湯及蔬菜泥。
5. 每日同樣要保持刮舌苔、乾刷、發汗運動的習慣。

4

糖尿病、高血糖

四、糖尿病、高血糖

大家害怕糖尿病，不是因為病症本身，而是糖尿病所引起的併發症；糖尿症合併症的嚴重程度，可能導致失明、肢體殘廢、腎臟病、尿毒症。如果人體中的糖無法被分解成碳水化合物，會造成免疫系統功能下降，無法抵抗病毒的侵襲，這正是糖尿病可怕的地方。

病徵─三多一少

糖尿病罹病初期，幾乎不會有特別的症狀，只有一些不舒服的感覺，要是沒有刻意去檢查的話，根本無從發現。如果出現頻尿且口渴感、飢餓感、體重忽胖忽瘦、全身倦怠、皮膚常搔癢、傷口不易癒合、月經異常、陽萎現象等症狀之中的好幾種，請勿忽視。

廣為人知的糖尿病病徵是三多一少，即吃多、喝多、尿多、體重減少，不過這四病徵出現時，通常已經罹病一段時間，所以這四症狀同時出現時，請一定要到醫院做深入檢查。

吃多、體重減少是因為患者的細胞無法順利使用血液中的糖分，來當成原料，也就是有糖份可用，但細胞無法使用。於是細胞會發出飢餓的訊號，人自然就會想吃更多來彌補不足，甚至喜吃大量甜點、零食，而讓血糖升得更高，形成一種惡性循環。

另一方面，糖份留在血液裡，使血糖偏高，接著腎臟就會努力把過量的糖排到尿液中，此時大量水分也會伴隨排出，導致頻尿且尿量多得異常；然而，因體內水分少所以口渴感強烈，造成另外兩個病徵—喝多、尿多。以上就是糖尿病的三多一少症狀——吃多、喝多、尿多、體重減少。

胰島素失常與病程

糖尿病有第一型、第二型兩種，第一型與遺傳有關，主要是無法分泌胰島素，必須補充胰島素才能使功能正常。

第二型糖尿病的人口目前在全世界都快速地在增加中，成為各國政府非常頭疼的健康問題。最主要的原因就是飲食全面「精緻化」，容易使血糖呈現大幅波動、不穩定，長久下來就易誘發胰島素代謝紊亂的問題。

不過，即使有糖尿病的遺傳基因，也並不代表就一定會得糖尿病，第二型糖尿病跟肥胖有很大的關係，如果能夠一直保持健康的身體、不超標的體重，那麼即便有遺傳因子，都不一定會罹病。

糖尿病是一種代謝異常的疾病。這一種代謝異常的疾病，不僅限於血糖的代謝問題，還會造成蛋白質、脂肪全身營養的代謝不均衡。因此，患者抵抗力減弱，容易受到感染症的侵襲，引發嚴重的併發症。糖尿病可以說是與代謝以及血管有關的全身性疾病，因此被稱為萬病之源。

血糖過低可能立即致命

糖尿病人有時會發生低血糖症。所謂低血糖，也就是血糖下降50 mg／dl 以下。發生低血糖時，身體會非常疲倦，手會發抖，出冷汗，並有痙攣現象，嚴重者，甚至造成昏睡而死亡。血糖下降的程度如果超過了一定的值，就非常危險。以血糖本身而言，血糖過高，並不會立即威脅性命；但血糖太低時，則有立刻喪生的危險。

糖尿病、高血糖的食療原則

就算已打了 20 年胰島素的第二型糖尿病患，都能藉飲食調養，達到不吃藥、不打針就能控制血糖的程度，所以食療對血糖的控制效果極佳。

分類	綠燈（常吃）	黃燈（節制食用）	紅燈（忌食）
種類	‧五穀雜糧（不是建議多吃，是最佳主食選擇。） ‧山藥、苜蓿芽、紅鳳菜、白鳳菜、紅色地瓜葉、番石榴 ‧海帶、腰果	‧芋頭、馬鈴薯、地瓜	‧抽菸 ‧堅果類 ‧太甜的水果 ‧太鹹、加工食品 ‧花生粉、沙茶醬、芝麻醬等過於油膩的調味料
說明	‧多吃山藥。最好在三餐前，先吃 100 克山藥，再吃雜糧飯（薏仁加糙米加燕麥粒），藉此限制米、麵食的攝取，對控制血糖很有幫助。 ‧苜蓿芽具有豐富的酵素、維生素、礦物質，可幫助糖尿病患者減少併發症的危險性，建議一天至少吃二碗，早晚各吃一碗。 ‧紅鳳菜、白鳳菜、紅色地瓜葉、番石榴可有效穩定血糖。 ‧海帶、腰果可提供重要營養素，有助於提升自癒力。	‧芋頭、馬鈴薯、地瓜不宜多吃。這三種的總重量每次不超過 70 克，避免血糖升高。	‧抽菸會導致呼吸及循環系統更差，易使糖尿病患者產生高血壓、心臟病等併發症。 ‧太甜的水果，包括榴槤、荔枝、紅毛丹、水蜜桃、板栗、釋迦、櫻桃、鳳梨、葡萄、甘蔗、芒果、草莓、西瓜、香蕉、哈密瓜、柿子。
調理重點	1. 少油、少鹽、嚴格禁糖。 2. 主食採五穀雜糧是食療的重點。		

糖尿病、高血糖的現成食譜

食養分類	食譜推薦
食養飲料 A1、A2	· 五行蔬菜湯 · 芭樂蕊葉茶 · 牛蒡薑湯（適合寒性體質） · 牛蒡清湯（適合熱性體質） · 香椿茶 · 魚腥草茶 · 空心菜玉米鬚湯 · 馬齒莧紅鳳菜湯
食養果菜汁及水果 B1、B2、水果 1、水果 2	· 五汁飲 · 淨血蔬果汁 · 青木瓜原汁 · 番茄原汁 · 胡蘿蔔原汁 · 消渴精力湯 · 適合甜度低的水果，如奇異果（綠肉）、火龍果（白肉）、芭樂、木瓜（七分熟）、葡萄柚。
食養驗方 （糙米茶或綠汁加營養補充品） C1、C2	· 天然綜合維生素 · 多喝小麥草汁，對糖尿病的幫助最為明顯。宜每日早晚各喝 50c.c.。
食養三餐（生加熟食） D1、D2	· 山藥南瓜五穀飯 · 早餐建議吃薏仁紅豆山藥湯加消渴精力湯，餐後再吃一顆天然綜合維生素。 · 要符合全餐[1]。

1 全餐的定義請見本書第一冊《總論篇》P.29。

5

心臟病

五、心臟病

心臟是人體極為靈巧且重要的器官，重量雖然只佔人體重量的二百分之一，然而它卻是維持人體分秒不可缺少的寶貝。心臟得分分秒秒跳動，把血液輸送全身，而心臟本身，也需要血液的滋養。心臟病是心臟疾病的總稱，包括先天性心臟病、風濕性心臟病、高血壓心臟病、冠心病、心肌炎等，心臟病是一種十分複雜的疾病。

我們可以把心臟看成是一個水泵，會讓這個水泵出毛病的原因只有三個：

1. 供應這個水泵運轉的能源是否充足？
2. 這個水泵相連的管子是粗還是細？
3. 這個水泵的水是稀還是稠？

如果管子夠粗，水泵往外打水的阻力就比較小，如果管子很細窄，水泵往外打水的阻力就很大，水泵就有負擔，一直過於乘載就會把水泵累壞。

如果水裡雜質多、又十分黏稠，水泵打水時力量就要加倍，久而久之同樣增加了水泵的負荷，水泵也容易壞掉。

心臟的功能，是把血液透過大小血管推送，如果心臟功能受損，就會衍生許多嚴重的病症。如果心臟在構造上或功能上出現不協調的現象，導致心臟肌肉變得虛弱，或泵血功能受損，心室不能正常和有效地把血液輸出或流入心臟，身體就會開始產生種種不適的感覺，例如氣促、呼吸困難、疲倦乏力、腳腫等，醫學上稱為心衰竭。

以前治療心臟病主要是靠藥物來擴血管、活血等，現在各種先進的治療手段愈來愈發達，包括心臟血管內安裝支架、裝心臟起搏器等治療手段，不過費用也愈來愈昂貴。

導致心衰竭的原因有很多，包括：冠心病、心肌梗塞、高血壓、心瓣膜病、先天性心臟病、心肌病、心內膜炎、心肌炎、糖尿病等，開始出現心衰竭時，可能完全沒有症狀，也可能出現疲勞、呼吸困難等症狀，但這些症狀容易被忽略。有時候心衰竭的症狀會比較明顯，比如出現呼吸困難、腿腳腫脹、呼吸困難而無法睡眠、夜尿頻繁等等。

胸痛是心臟疾病最常見，也較明顯的症狀之一，造成胸痛的原因，可能是冠狀動脈性心臟病，這種疼痛在醫學上叫做心絞痛。心絞痛都是突然發生的，是冠狀動脈發生阻塞或硬化，以致無法輸送足夠的血液到心臟肌肉而造成的心肌缺血和疼痛。

心臟病患者偶爾也會頭暈或目眩，主要原因是由於心臟收縮力量不足或心臟節率不整，以至於輸送到腦部的血液不足而造成的。

心臟強弱的自測法

早上起床時，自量手腕內側的脈搏，若在每分鐘 60 以下表示心臟強；60～75 為正常；超過 80 以上表示健康亮紅燈了。要盡快改善飲食、作息來保養心臟。

心律不整

心臟跳得太快、太慢、不規則，甚至心跳停止等現象，稱為心律不整。它只是一種症狀，而非疾病本身，所以要避免心律不整，必須先找到疾病，予以根治才能徹底解決。

心律不整常發生在電解質代謝異常、感染、先天性心臟構造異常，或開心手術後、心肌缺血、心肌症、心臟腫瘤等情況下，還有一些是家族遺傳，原因未明的心律不整。

心律不整的食療原則

分類	綠燈（常吃或可多吃）	黃燈（節制食用）	紅燈（忌食）
種類	・大豆卵磷脂、糖蜜、豆類、核果類、全穀類、蔬果、小麥胚芽、芝麻	・橄欖油、芥花油、菜籽油、苦茶油 ・堅果類、粗鹽	・豬油、牛油、奶油、椰子油、棕櫚油、氫化植物奶油、酥油、糕餅、西點、速食
說明	・大豆卵磷脂，可分解脂肪與不良膽固醇，抑制血凝塊，預防中風。 ・多攝取六種礦物質：鋅、硒、鉻、銅、鎂、鉀，可從糖蜜與粗鹽（用量要節制）中攝取。 ・多吃足夠的鉀、鎂有助於平衡鈣離子的作用，減緩心跳及心肌收縮，幫助改善心搏過速的情形。鉀在蔬果中很多，而鎂含量高的食物有豆類、核果類、麥麩等。 ・多攝取燕麥、糙米等全穀類食物及新鮮蔬果，以增加纖維、鉀的攝取量。 ・多攝取維生素 E，可以強化心肌，防止血凝塊的形成，減少膽固醇，如小麥胚芽、芝麻、橄欖油等。	・以單元不飽和脂肪酸含量高的植物性油脂取代動物油，如橄欖油、芥花油、菜籽油、苦茶油等。 ・適量攝取堅果類食物，如杏仁、核桃、腰果、開心果、花生、瓜子、芝麻等。因其鎂含量高，可減緩心搏過速的現象。	・避免飽和脂肪酸含量高的動物性油脂，如豬油、牛油、奶油等。椰子油及棕櫚油雖然為植物性油脂，但因為飽和脂肪酸含量較豐富，亦建議少攝取。 ・少吃氫化植物奶油、酥油、糕餅、西點、速食食品等，以減少反式脂肪酸。
調理重點	少油、少鹽、少糖、少量多餐。		

心律不整的現成食譜

食養分類	食譜推薦
食養飲料 A1、A2	・艾草紅棗湯 ・人蔘麥冬茶 ・酵素稀釋液 ・魚腥草茶 ・五行蔬菜湯
食養果菜汁及水果 B1、B2、水果、水果 2	・卵磷脂薯果汁 ・淨血蔬果汁 ・五汁飲 ・胡蘿蔔蘋果汁 ・正在服心血管西藥者不宜吃葡萄柚。
食養驗方 （糙米茶或綠汁加營養補充品） C1、C2	・卵油 ・多吃小麥胚芽、啤酒酵母、大豆卵磷脂。 ・多攝取維生素 E，能強化心肌，防止血凝塊的形成，減少膽固醇。
食養三餐（生加熟食） D1、D2	・綜合什錦泡菜 ・五全精力湯 ・要符合全餐[1]。
其他療法或叮嚀	平常飲食要清淡，全素或素多葷少。

心臟瓣膜疾病

心臟共有四個瓣膜，包括二個房室瓣—二尖瓣（左房室）和三尖瓣（右房室），和二個半月瓣—肺動脈瓣和主動脈瓣。瓣膜發生病變就稱為瓣膜性心臟病。瓣膜疾病的種類有二尖瓣狹窄及閉鎖不全、三尖瓣狹窄及閉鎖不全、主動脈瓣狹窄，以及肺動脈瓣閉鎖不全。

心臟瓣膜可能會形成下列一種或同時兩種問題：

1　全餐的定義請見本書第一冊《總論篇》P.29。

第一種情況是瓣膜開口過窄，限制了血液的輸送量。另一種情況是瓣膜無法完全閉合，使得血液不僅向前流，還可能倒流，倒流會降低心臟輸送血液到身體其他部位的能力，也會導致心臟與肺部的機能異常。

心臟瓣膜疾病會干擾血液在心臟的正常流動，阻礙血液在心臟中流動，令患者呼吸急促，很容易就會累喘，身體過於虛弱而無法應付日常生活，進而影響患者的整體健康，無法進行一般日常活動。

心臟瓣膜疾病會引起的症狀包括呼吸急促或喘不過氣，尤其是在活動之後，或是在床上躺平時，經常感覺暈眩，或感到過於虛弱而無法進行日常活動。在激烈活動之後，或外出接觸冷空氣時，會感到胸部有壓力或重量。心悸或感覺心臟不規則跳動、心律不整。

最常見的瓣膜心臟病，是二尖瓣脫垂（mitralvalveprolapse，MVP），這是普及率很高的疾病，幾乎十個人就有一個人有這樣的問題。這是由於二尖瓣的結締組織產生變化，二尖瓣的海綿樣結構的中間層異常增生，以致二尖瓣外觀上變厚、變長，在閉合時出現了脫垂現象，因此稱為二尖瓣脫垂。

二尖瓣脫垂會使得心臟在收縮時，二尖瓣瓣葉脫入左心房，瓣膜不能正常對合，血液持續大量返流入左心房，並不斷在左心房與左心室內淤積，造成心房及心室負荷加重，最終甚至導致心功能衰竭。整體而言，大部分的二尖瓣脫垂患者在臨床上不具有任何症狀，尤其早期沒什麼異樣感覺，容易被忽視，發病時主要症狀包括心悸、胸口不適、容易疲倦等非特異症狀，也常呈現易焦慮緊張的傾向。

心臟瓣膜疾病的食療原則

同心律不整的食療原則[2]。

心臟瓣膜疾病的現成食譜

食養分類	食譜推薦
食養飲料 A1、A2	・芹菜紅棗湯 ・艾草紅棗湯 ・人蔘麥冬茶 ・酵素稀釋液 ・魚腥草紅棗湯
食養果菜汁及水果 B1、B2、水果 1、水果 2	・卵磷脂薯果汁 ・淨血蔬果汁 ・胡蘿蔔蘋果汁 ・五汁飲 ・正在服心血管西藥者不宜吃葡萄柚。
食養驗方 （糙米茶或綠汁加營養補充品） C1、C2	・多喝酵素稀釋液。 ・多攝取維生素 E，能強化心肌，防止血凝塊的形成，減少膽固醇。 ・多吃三寶（大豆卵磷脂、小麥胚芽、啤酒酵母）。 ・酌量攝取糖蜜與粗鹽補充微量元素。
食養三餐（生加熟食） D1、D2	・小麥紅棗粥 ・醋泡花生 ・五全精力湯 ・要符合全餐[3]。

2 請見本書 P.56。
3 全餐的定義請見本書第一冊《總論篇》P.29。

6

痛風、高尿酸

六、痛風、高尿酸

痛風、高尿酸的成因

痛風（Gout）是一種代謝問題的疾病，主要是體內囤積過多的尿酸，如果無法正常排泄出體外，尿酸就會與鈉結合成了尿酸結晶，沉積在身體上的一些關節部位，造成急性關節發炎與腫脹。大部分的痛風屬於原發性痛風，是遺傳造成的，這種天生的代謝紊亂至今原因不明。

急性發炎的部位會有很明顯的紅、腫，同時出現劇烈的疼痛感，有些關節會痛得難以翻身、下床，如果發生在膝關節，甚至還有可能會出現關節積水的情形，使得連走路、蹲下都感到困難。痛風最早常發生於腳的大拇趾，很多人會誤以為只是腳扭到筋而已，沒意識到可能是痛風侵襲了健康。

痛風可以因為藥物的控制獲得緩解，但無法預期何時又會再發作，即使目前維持尿酸值正常，但仍要隨時監控自己尿酸值有無異常。如不有效地控制體內的尿酸，有可能會導致關節變形或關節僵硬，若惡化會導致心臟、腎臟、腦部發生障礙，甚至罹患尿毒症而死亡。

痛風、高尿酸的病程

西醫將痛風分為幾個階段：

一、無症狀高尿酸血症期

從無症狀期至出現臨床症狀可達數年至數十年。

二、急性痛風發作期

這是原發性痛風最常見的首發症狀，好發於下肢關節，大多由拇指開始，至跖趾、踝、膝、指、髖、肘關節，發病急遽，多於夜間，關節及周圍軟組織出現明顯的紅腫熱痛。

三、間歇期、慢性痛風關節炎期

尿酸鹽在關節內沉積增加，炎症反覆復發，因而引起關節骨質侵蝕受損及周圍組織纖維化。

痛風、高尿酸的食療原則

分類	綠燈（常吃或可多吃）	黃燈（節制食用）	紅燈（忌食）
種類	・多喝水、多吃鹼性食物	・適量攝取豆腐、豆製品 ・茶、咖啡	・肉湯 ・避免飲酒，尤其是啤酒。 ・不宜吃酵母粉、小麥胚芽、優酪乳等補充品。
說明	・多喝水，尿酸高者每日至少喝水 3000c.c.，痛風患者每天需 3500c.c. 以上的水。 ・鹼性食物，例如蓮藕、芹菜、大黃瓜、胡蘿蔔、番茄、海帶、茄子、麥苗粉等。	・豆製品經過加工，普林量已經降低。豆腐可改變血漿中蛋白質的濃度、增加尿酸清除率與排泄。 ・茶、咖啡可適量飲用。	・不喝肉湯，因普林易溶於水，肉湯屬於高普林。 ・酒精在體內代謝會產生大量乳酸，會導致尿酸值快速飆高。
調理重點	1. 只要確實施行食療法半年，就能明顯降低尿酸。 2. 飲水足夠是食療中的首要重點；第二是低普林飲食。		

痛風、高尿酸的現成食譜[1]

食養分類	食譜推薦
食養飲料 A1、A2	．魚腥草紅棗湯 ．魚腥草薄荷茶 ．利尿冬瓜湯 ．蓮藕湯 ．淡竹葉葫瓜湯 ．魚腥草茶
食養果菜汁及水果 B1、B2、水果 1、水果 2	．五汁飲 ．淨血蔬果汁 ．胡蘿蔔原汁 ．蓮藕生汁 ．番茄原汁 ．高鉀果菜汁 ．降尿酸精力湯 ．胡蘿蔔蘋果汁 ．高 C 果汁 ．左手香柳橙汁 ．檸檬水 ．櫻桃有助降低尿酸，對痛風有效。
食養驗方 （糙米茶或綠汁加營養補充品） C1、C2	．腎功能正常者，可喝酵素稀釋液。 ．腎功能不佳者，不喝酵素稀釋液，改吃藍藻。 ．適量補充維生素 A、B 群、C、E。 ．不適合吃酵母粉、小麥胚芽。 ．不宜吃優酪乳，及含酵母的乳酸飲料，如養樂多、酸乳酪等等，普林量都太高。
食養三餐（生加熟食） D1、D2	．生菜沙拉 ．要符合全餐[1]（要刪除豆類與菇菌類）。
其他療法或叮嚀	1. 若只是高尿酸血症的患者，建議搭配「天然蔬果酵素」發酵提煉的酵素稀釋液來提升新陳代謝，但腎功能異常者不宜喝酵素，可改服藍藻（腎衰竭者一次只能吃藍藻 1.5g）。 2. 忌以禁食方式控制體重，禁食會造成細胞分解，反而製造更多尿酸。 3. 痛風者忌穿過緊的鞋子，應常保護關節，做好保暖並小心別絆到腳趾。

1　全餐的定義請見本書第一冊《總論篇》P.29。

7

消化系統疾病

七、消化系統疾病

食慾不振

造成食慾不振的原因很多，當然我們也可增加食物的吸引力來增加食慾，但是有些情況下還是要找出背後的原因，才能根治食慾不佳的問題。通常造成食慾不振的原因有以下幾個，腸胃有問題、肝炎與黃疸、膽結石與急性胰臟炎、感冒發燒、心理因素等。

所以建議還是先找出根本原因，才能解決食慾不振的問題。如果食慾不好，就談不上什麼食療了，進食也不會是件快樂的事，所以這是在食療之前就要先解決的問題。

食慾不振的食療原則

分類	綠燈（常吃或可多吃）	黃燈（節制食用）	紅燈（忌食）
種類	・熱湯、白蘿蔔泡菜 ・優酪乳、水果醋、木瓜	・天然香料、水果、辛香調味料、醋或味噌	・重口味食物
說明	・多喝些熱湯，可促進食慾。要細嚼慢嚥；並在餐後散步半小時。 ・多食優酪乳、水果醋、木瓜來促進排便。 ・多搭配富含酵素的白蘿蔔泡菜來幫助消化。	・改變烹調方式也是個好方法，可善用天然香料、水果、辛香調味料、醋或味噌來增添風味。	・不要用重口味的垃圾食物來刺激食慾，這樣即使吃得多一點，對健康也無益。
調理重點	食慾不振只是症狀，要先找到病因才能對症下藥。		

食慾不振的現成食譜

食養分類	食譜推薦
食養飲料 A1、A2	· 山藥杏仁奶 · 山楂麥芽飲料 · 酵素稀釋液 · 水果醋飲
食養果菜汁及水果 B1、B2、水果 1、水果 2	· 鳳梨蘋果汁 · 胡蘿蔔蘋果汁 · 高 C 果汁 · 多搭配酵素最多的鳳梨、木瓜來幫助消化。
食養驗方 (糙米茶或綠汁加營養補充品) C1、C2	· 益生菌 · 乳酸菌 · 酵素稀釋液
食養三餐(生加熟食) D1、D2	· 山藥小米粥 · 白蘿蔔泡菜 · 酸辣湯 · 要符合全餐[1]。
其他療法或叮嚀	1. 胃易脹氣者,水果、湯要在飯前吃,不要在飯中、飯後。 2. 如果已經試過各種方法仍無效,可進行果菜汁斷食;有些人斷食才 2 天,食慾便迅速好轉。詳情請見果菜汁斷食法[2]。 3. 如果可能是心理因素,就建議多泡澡,並參考好眠九招[3]來放鬆身心。

腹瀉

腹瀉是一種常見症狀,可以說是消化道疾病中最為常見的症狀之一,也就是我們常說的拉肚子,每個人幾乎都有拉肚子的經歷,如果

1 請見本書第一冊《總論篇》P.29。
2 請見本書第一冊《總論篇》P.72。
3 請見本書第一冊《總論篇》P.64。

排便次數明顯超過平日次數，又糞質稀薄如水，或者含有未消化的食物或膿血、黏液，就是腹瀉。

腹瀉雖不是什麼大病，但次數過多，體內大量的電解質及水分就會隨糞便流失，很快出現周身乏力等症狀，也會嚴重影響正常的工作及生活。西醫將腹瀉分為三型：

引起急性腹瀉的原因很多，比如細菌感染、食物中毒、喜食生冷食物導致胃腸功能紊亂、腸蠕動加快，引起腹瀉；另一方面，消化不良，飲食無規律、進食過多、進食不易消化的食物，也會使胃動力不足導致食物在胃內滯留，引起腹脹、腹瀉、噁心、嘔吐、反酸等症狀。

急性腹瀉通常不超過 14 天；慢性腹瀉則可能會長達 2 個月以上，慢性的病因比急性的複雜，因此診斷和治療有時很困難。慢性的成因比如腸道感染性疾病、慢性阿米巴痢疾、慢性細菌性疾病、腸結核，或者腸道非感染性炎症、腫瘤、濫用通便藥等原因都有可能引起腹瀉。

長時間持續的腹瀉會導致身體流失大量水分和營養物質，甚至會出現脫水跡象，包括尿色變深、小便變少、心率加快、頭痛、皮膚乾燥、煩躁、意識迷亂等，應立刻就診。

有些腸炎會引起腹瀉，若沒徹底治癒，可能使腸黏膜受損，功能變差，造成吸收不良。慢性腹瀉也可能因為抗生素的使用，改變了大腸內細菌的種類，有益的細菌減少，不良的細菌產生了抗藥性而大量繁殖，使得腸炎一直無法好轉。

腹瀉的食療原則

分類	綠燈（常吃或可多吃）	黃燈（節制食用）	紅燈（忌食）
種類	・燕麥粥、麵線、米粥等流質食物 ・海帶湯	・酪梨、蓮霧、鳳梨、葡萄、柳橙、甘蔗	・玉米、燕麥、馬鈴薯、小麥 ・性寒生冷、滑腸食物 ・勿吃刺激性、辛辣食物
說明	・腹瀉容易流失大量的鉀，可食用海帶湯來補充。	・要天天吃，也不可大量吃，宜吃吃停停！	・玉米、燕麥、馬鈴薯、小麥等碳水化合物，在此時不易被吸收。 ・忌吃性寒生冷、滑腸食物，如荸薺、甲魚、生梨、西瓜、番茄等。
調理重點	急性期宜禁食或少食 1～2 餐。		

腹瀉的現成食譜

食養分類	食譜推薦
食養飲料 A1、A2	・止瀉薑茶 ・烏梅湯
食養果菜汁及水果 B1、B2、水果 1、水果 2	・牛蒡生汁 ・山竹紫蘇梅汁 ・釋迦止瀉果汁 ・蘋果泥 ・三寶胡蘿蔔汁 ・高 C 果汁
食養驗方 （糙米茶或綠汁加營養補充品） C1、C2	・木瓜香蕉優酪乳 ・水果醋飲 ・腸炎、腹瀉可吃大蒜，每次吃 1～2 瓣，加糖醋拌食。
食養三餐（生加熟食） D1、D2	・紫蘇梅小米粥、小米地瓜粥、桂圓蓮子糙米粥，可當成主食。

其他療法或叮嚀	1. 不要急著吃藥止瀉，先讓體內毒素排出，除非嚴重影響日常生活才去就醫。先喝木瓜香蕉優酪乳或牛蒡生汁，讓宿便瀉得更徹底之後，再吃小米地瓜粥或紫蘇梅小米粥來收斂止瀉。 2. 腹瀉、便秘輪流上陣的情況，是所謂腸躁症，是腸道中壞菌過多所引起。用梅精、煉梅、紫蘇梅最好；而日常三餐的全餐結構更是健康腸道的基本。

嘔吐

嘔吐是許多疾病的症狀，其成因主要來自消化系統，例如腸胃炎、懷孕、腦震盪、感冒、中暑、食物中毒、藥物等，此外，舌根、咽部、胃、腸、總膽管遭受刺激，也會造成嘔吐反應。

嘔吐的食療原則

1. 嘔吐後，不可以馬上吃固體食物，要先吃流質食物，再慢慢吃固體食物。
2. 忌任何刺激性強、高油脂、冰冷、過甜的食物，牛奶也不要喝。
3. 勿服用止吐劑。
4. 勿強迫進食。
5. 因胃病而引起的嘔吐、反胃，可吃韭菜薑汁（甘蔗汁 200c.c. 加薑汁 10c.c.溫熱飲用）。

嘔吐的現成食譜

食養分類	食譜推薦
食養飲料 A1、A2	・海帶薑湯 ・紫蘇梅汁稀釋液 ・水果醋飲

食養果菜汁及水果 B1、B2、水果 1、水果 2	・鳳梨蘋果汁 ・高 C 果汁 ・甘蔗薑汁
食養驗方 （糙米茶或綠汁加營養補充品） C1、C2	・煉梅 ・酵素稀釋液 ・水果醋 ・益生菌
食養三餐（生加熟食） D1、D2	・胡蘿蔔（絲）加薑（絲） ・白蘿蔔（絲）加水果醋 20c.c.

便秘

便祕是指糞便停留在腸道時間太久，使糞便乾、硬而無法正常排泄的現象。一般而言，以下三種中的任一種都算是便祕：

1. 一星期內排便少於三次，或連續兩天都沒有排便。
2. 每天都排便，但量少。
3. 持續六週以上排便都質地硬且量少。

便秘的食療原則

分類	綠燈（常吃或可多吃）	黃燈（節制食用）	紅燈（忌食）
種類	・纖維質佳食物 ・根莖類 ・水果	・肉、蛋、奶 ・糖 ・腰果、松子、杏仁、芝麻	・勿吃刺激性、辛辣食物。
說明	・五穀雜糧飯→當作三餐的主食。 ・根莖類→如地瓜、南瓜、芋頭、馬鈴薯等。 ・水果類→要偏重能通便的水果，如木瓜、火龍果、香蕉、梨、橙、鳳梨……。	・肉、蛋、奶勿吃過量，以免造成酸性體質。 ・含有脂肪的食物，如腰果、松子、杏仁、芝麻……適量吃可潤腸通便。 ・糖吃過量，也會造成酸性體質，加重便祕。若要用糖盡量用寡糖。	・如辣椒、咖哩、芥末、沙茶醬、胡椒粉……。

調理重點	最好進行食養二分法來改善，清腸的飲食重點包括以下四者： 1. 多喝水〔每日 2500c.c.以上，每人理想喝水量＝體重（公斤數）×40c.c.〕。 2. 水果一天吃 2～3 次。 3. 定時排便。 4. 三餐飲食結構要加強 ①五穀雜糧飯（代替白米飯、白麵）②粗纖維（如西芹、蓮藕、竹筍……）③根莖類（如地瓜、南瓜、芋頭……）。

便秘的現成食譜

食養分類	食譜推薦
食養飲料 A1、A2	‧魚腥草薄荷茶 ‧魚腥草茶 ‧牛蒡清湯 ‧五行蔬菜湯 ‧晨起後可喝淡鹽水或蜂蜜水；睡前可喝蜂蜜水或鳳梨酵素寡糖水。
食養果菜汁及水果 B1、B2、水果 1、水果 2	‧牛蒡生汁 ‧鳳梨蘋果汁 ‧牛蒡水梨汁 ‧紫蘇梅汁 ‧胡蘿蔔蘋果汁 ‧青木瓜蘋果汁 ‧高 C 果汁 ‧淨血蔬果汁
食養驗方 （糙米茶或綠汁加營養補充品） C1、C2	‧酵素稀釋液 ‧回春水 ‧潤腸茶 ‧水果醋飲 ‧通便蔬菜泥 ‧綜合蔬菜泥可當作午餐、晚餐的配湯，或平時的點心。
食養三餐（生加熟食） D1、D2	‧早餐可吃什錦素菜加通便抗癌精力湯，三天內就可看到功效。 ‧午、晚餐主食可參考黃豆糙米飯。 ‧主食食譜：五穀米什錦菜粥。

其他療法或叮嚀	1. 睡前排便是啟動自癒力的關鍵，只要三餐吃得對，水果一天吃 2～3 次、喝水足夠，就可以天天睡前排便順暢！ 2. 養成定時排便習慣，一天最好兩到三次。並透過運動幫助腸胃蠕動，排除深層宿便。 3. 忌濫用瀉藥：長期用瀉藥，會養成腸道對藥物的依賴性，一旦停藥難以恢復排便功能，便祕會更嚴重。

胃炎

人食五穀雜糧，孰能無疾？飲食入口，首先影響的就是胃。胃炎是一種很常見的消化道疾病之一，是一種胃黏膜發炎，糜爛出血的現象。胃炎病發時候，會出現上腹部疼痛，這種痛大都是悶悶的痛，比較少劇烈的疼痛，另外能會伴隨腹脹、噁心、嘔吐、食慾不振等胃腸相關的症狀。

急性胃炎可能轉成慢性

胃炎又分為急性胃炎、慢性胃炎。急性胃炎的發生，可能是吃了不當的食物，或酒精、藥物、化學劑、細菌、濾過性病毒、黴菌的感染，做內視鏡檢查會發現胃黏膜紅、腫、黏膜脫落、發紅、出血等，嚴重時甚至呈現不規則深淺不一的潰瘍或糜爛。

急性胃炎治療後症狀會改善或消失，但有時會轉變成慢性胃炎。慢性胃炎在內視鏡上會看出惡化程度，可能是表淺性胃炎、糜爛性胃炎、出血性胃炎、增生性胃炎、萎縮性胃炎等。造成慢性胃炎的原因包括胃酸、膽汁、腸液、酒精、菸、咖啡、藥劑等。

綜合歸納，引起胃炎的主要原因有暴飲暴食，吃過熱或過冷的食物及過量的咖哩、咖啡、香辣調味料等刺激物。此外，藥物濫用也是引發胃炎原因之一，而過度勞累、睡眠不足、精神緊張也可能引起胃炎。此外，大量抽菸，或是飲酒過多，香菸中的尼古丁及酒的酒精成分，會使胃黏膜的血液循環惡化，也可能使胃功能降低而導致胃炎。

胃炎可能導致胃癌

慢性胃炎如果不加以正視，會產生很多後遺症，如胃出血。胃出血是因為粘膜萎縮變薄、血管暴露於外，一經粗糙食物摩擦後，胃粘膜就糜爛出血，會產生黑便；若出血量大時，可能突然吐血，重者頭暈、心慌、大汗、甚至會有休克等情況發生。尤要留意的是，慢性胃炎的癌變與胃炎性增生密切有關。胃的癌變與慢性胃炎密切相關，慢性胃炎如伴有惡性貧血者，癌變發生率比其它胃腸病要高出二十倍以上。

胃炎的食療應遵守食養二分法

想改善胃脹氣，這四件事可一起做：

1. 喝湯只在餐前，不在餐中、餐後。以免消化力降低。
2. 水果也只在餐前，或餐與餐之間吃，以免停留在胃中太久，而引起脹氣。
3. 細嚼慢嚥。
4. 餐後散步 30 分鐘。

烹調可常使用薑，薑可改善胃寒。又以嫩薑為佳，可作為三餐中的生食食用。

忌吃米漿、粥類、刺激性食物、甜食。

選擇易消化的食物。

胃炎的現成食譜

食養分類	食譜推薦
食養飲料 A1、A2	· 海帶薑湯 · 黃耆紅棗枸杞湯 · 魚腥草紅棗湯 · 補血大全湯 · 糙米清湯
食養果菜汁及水果 B1、B2、水果 1、水果 2	· 馬鈴薯原汁 · 有機高麗菜原汁 · 有機高麗菜蘋果汁（有胃酸逆流者不宜） · 馬鈴薯蘋果汁 · 青木瓜原汁 · 青木瓜蘋果汁 · 胡蘿蔔原汁 · 水果推薦木瓜，可吃六天停一天，每次 200～250g。
食養驗方 （糙米茶或綠汁加營養補充品） C1、C2	· 卵油 · 益生菌 · 乳酸菌
食養三餐（生加熟食） D1、D2	餐前的生食： · 有機高麗菜（絲） · 胡蘿蔔（絲） · 主食善用苦茶油麵線。

胃酸過多

胃酸可以幫助消化，但如果胃酸過多反而會傷及胃、十二指腸，甚至將粘膜、胃壁燒破，造成胃潰瘍或十二指腸潰瘍等疾病。當你吃比較酸的食物時，如梅子、醋等，就會刺激胃酸的分泌，這時胃酸便會滲透到已經破損的胃粘膜，腐蝕胃壁，因而發生疼痛。

人體內胃液的酸度會因人的年齡、環境而有所不同，若酸度極高，稱作胃酸過多。胃酸過多，主要是因為飲食不當，常吃過甜、過鹹、過辣、過酸、過冷、過燙的食物，或不易消化的食物，如油炸食物、霜淇淋、巧克力等，對胃部的傷害很大，尤其是糖在腸胃發酵，會刺激胃酸分泌，增加腸胃負擔。

一些腸胃疾病都可能引發胃酸增多，如慢性胃炎、胃或十二指腸潰瘍病。此外，生活壓力大、精神緊張，也會使得胃口欠佳，泛酸噁心，這是因為導致大腦皮質功能紊亂，不能很好地管轄胃酸分泌的神經，從而引起了胃酸分泌增多、返流性食管炎、膽囊炎等疾病。

胃酸過多最常表現的症狀包括燒心、酸性噯氣、胃灼燒、胃食道逆流等。燒心則指心窩或胸骨的後面，有燃燒般熾熱的感受。酸性噯氣是指酸性的液體，從胃內逆流到口中的現象，噯氣是指打嗝，這種打嗝是胃的氣體逆生回到口中的現象。

胃酸過多的食療原則

1. 應遵守食養二分法。
2. 請多用蒸、煮的烹調方式，少用煎、炸，調味要清淡。
3. 宜以麵食（乾的）為主，並可生吃白蘿蔔來緩和胃酸。
4. 忌吃稀飯。
5. 忌食過硬的食物。
6. 禁糖。

胃酸過多的現成食譜

食養分類	食譜推薦
食養飲料 A1、A2	‧海帶薑湯 ‧黃耆紅棗枸杞湯 ‧魚腥草紅棗湯 ‧補血大全湯 ‧糙米清湯

食養果菜汁及水果 B1、B2、水果 1、水果 2	・馬鈴薯原汁 ・有機高麗菜原汁 ・青木瓜原汁 ・胡蘿蔔原汁
食養驗方 （糙米茶或綠汁加營養補充品） C1、C2	・益生菌 ・乳酸菌
食養三餐（生加熟食） D1、D2	餐前生食 ・白蘿蔔泡菜有機高麗菜（絲） ・胡蘿蔔（絲） 苦茶油麵線

胃食道逆流

如果感覺胸口灼熱，伴隨著食物回流到嘴裡的感覺，這就是胃食道逆流造成的，這是一種胃酸，偶爾還有膽汁回流到食道裡的狀況。

為什麼會出現胃食道逆流？正常來說，下食道括約肌阻止了絕大部分胃酸的逆流。這條帶狀且位於食道底部的肌肉，除了吞嚥的時候，平常是不開啟的。但是當這肌肉有不正常的開啟或是減弱，胃酸就會逆流到胸口，於是產生不適感或灼熱感。也就是說胃食道逆流就是下食道括約肌的張力鬆弛、關閉不夠緊，使得胃裡的胃酸或氣體容易跑到食道裡。

胃食道逆流會伴隨哪些症狀？包括胸痛、尤其是晚上躺平的時候，可能會有吞嚥困難現象，平常可能會出現咳嗽、喘、氣喘、聲音沙啞、喉嚨痛的感覺，有些人會發現逆流物帶血。

胃食道逆流分為飯後型及夜晚型，有些人是在吃完飯後胃酸分泌旺盛，胃酸就會嘔上來；而有些人則是因為晚上睡覺時平躺的姿勢，胃酸容易平順地逆流到食道裡。目前醫界仍不十分清楚造成食道括約肌張力遲緩的原因，但胃食道逆流好發於老化、肥胖者身上；太常吃油脂類、巧克力、薄荷類、甜食、菸、酒等食物的人也容易有此症狀。

胃食道逆流的典型症狀是火燒心、心口灼熱，實際上跟心臟沒有直接關係，而是從胃或下胸部朝頸部這段距離，會有灼熱的感覺。另外，常常會感覺喉嚨有液體跑上來，酸液逆流，患者常常會半夜被嗆醒。

有胃食道逆流不可輕忽，嗝氣是胃食道逆流的常見初期症狀，一開始只有氣體被嗝出來，慢慢地連胃酸及食物都可能跑上來。症狀輕微者，容易被忽略。胃酸若長期逆流侵蝕，會導致慢性喉嚨發炎，也會出現慢性咳嗽，這是由於胃酸刺激氣管所產生的，其他併發症如氣喘、胸痛或胸悶、喉嚨有異物感，好像有一顆蛋一直吞不下去。

這些症狀或輕微或非典型，患有胃食道逆流而不自知，千萬別以為小小的不舒服忍一忍就過去了。食道長期被胃酸侵蝕，可能引發食道潰瘍、食道狹窄，造成吞嚥困難，增加罹患食道腺癌的機率。

胃食道逆流的食療原則

1. 應遵守食養二分法。
2. 避免易產氣食物，如馬鈴薯、地瓜、南瓜、芋頭、牛蒡、大豆等。

胃食道逆流的現成食譜

食養分類	食譜推薦
食養飲料 A1、A2	．海帶薑湯 ．黃耆紅棗枸杞湯 ．魚腥草紅棗湯 ．補血大全湯 ．糙米清湯

食養果菜汁及水果 B1、B2、水果 1、水果 2	‧蓮藕生汁 ‧馬鈴薯原汁 ‧有機高麗菜原汁 ‧青木瓜原汁 ‧胡蘿蔔原汁
食養驗方 （糙米茶或綠汁加營養補充品） C1、C2	‧益生菌 ‧乳酸菌
食養三餐（生加熟食） D1、D2	餐前生食： ‧胡蘿蔔（絲） ‧結球萵苣 ‧苜蓿芽生菜沙拉 ‧有機高麗菜（絲） ‧白蘿蔔泡菜 ‧生食善用苦茶油麵線

胃潰瘍

胃潰瘍的發生是十二指腸的黏膜被胃液侵蝕的結果，這種情形在胃液變得極度酸性的時候就會產生。

胃潰瘍的範圍很廣，包含咽喉、食道、賁門、胃壁、幽門、十二指腸、小腸、大腸等，包括整個消化系統各部位的潰瘍症狀。其中咽喉、食道、賁門的潰瘍治療又更特殊，其成因是因為胃潰瘍而胃酸分泌過多，引起的吐酸及吞酸所灼傷造成。所以如果胃潰瘍不能治好，那麼咽喉、食道、賁門的潰瘍也就無法痊癒。

胃潰瘍的常見症狀包括上腹部疼痛，如悶痛、刺痛、灼熱痛或陣痛的感覺症狀，會噁心、嘔吐、不想吃東西，會打嗝或脹氣，嚴重時會有出血、穿孔及阻塞的胃潰瘍症狀。

引發胃潰瘍的原因，主要是濫用藥物。根據統計，這有八成病患是因為濫用藥物而導致胃潰瘍，例如阿斯匹靈或是 ibuprofen；另外有二成則是因為飲食不正常，比如空腹吃酸澀食物或飲食過量、過酸、鹹、辣等等。

有些胃潰瘍是由胃炎演變而來，所以引發胃炎的原因也是胃潰瘍的遠因，例如幽門桿菌感染、生活過於緊張、飲食不正常等等。

胃潰瘍剛開始時，會有胸悶、胃痛、胃酸、胃脹、胃悶、易餓等症狀，不會很劇烈，很多人不在意或不理會，有些人買些胃藥以便減輕不舒服的症狀。服藥之後，胃潰瘍的初期症狀也許慢慢的消失，但這並不表示已經痊癒，而是進入所謂的潛伏期胃潰瘍，這個時期的胃潰瘍依然胸悶、胃痛、胃酸、胃脹、胃悶，潛伏的時間長短不定，發病時間也是長短不定。

發病時會胃酸過多，吞酸打膈，嘈雜噯氣，時而胸悶，精神沉鬱倦怠，睡時難以入眠，如果不及時處理，就會進入發病期胃潰瘍，這時期症狀就很明顯了，不但胸悶、胃痛、胃酸、胃脹，還伴有火氣大、口苦、口乾、口臭、睡不好，易夢不寐，頭昏腦脹，頸部酸緊，全身酸痛極不舒服。

如果有以上症狀還未獲得有效治療，就很容易併發成整片區域性之腹膜炎，發病期胃潰瘍容易轉變為胃出血或胃癌，變成棘手的一種胃病。

胃潰瘍的食療原則

1. 應遵守食養二分法。
2. 少量多餐，調味宜淡，胃病嚴重時要嚴格禁糖。
3. 主食宜吃米飯，少吃粥、米漿，忌吃年糕、粽子等糯米製品。
4. 宜採用低纖維食物，包括蔬菜嫩葉、瓜果類蔬菜、軟質類食品，還有麵條、麵線、豆腐、豆皮、豆花等。
5. 胃酸過多時，可生吃白蘿蔔絲。

6. 多以蒸、煮、燙的方式烹調。
7. 避免產氣食物，如馬鈴薯、地瓜、南瓜、芋頭、牛蒡、大豆等。

胃潰瘍的現成食譜

食養分類	食譜推薦
食養飲料 A1、A2	‧海帶薑湯 ‧黃耆紅棗枸杞湯 ‧魚腥草紅棗湯 ‧補血大全湯 ‧糙米清湯
食養果菜汁及水果 B1、B2、水果 1、水果 2	‧蓮藕生汁 ‧馬鈴薯原汁 ‧有機高麗菜原汁 ‧馬鈴薯蘋果汁 ‧有機高麗菜蘋果汁 ‧青木瓜原汁 ‧青木瓜蘋果汁 ‧胡蘿蔔原汁
食養驗方 （糙米茶或綠汁加營養補充品） C1、C2	‧益生菌 ‧乳酸菌
食養三餐（生加熟食） D1、D2	‧胃正潰瘍，餐前盡量不吃高鐵的生菜。 ‧主食要善用苦茶油麵線。

8

呼吸道疾病

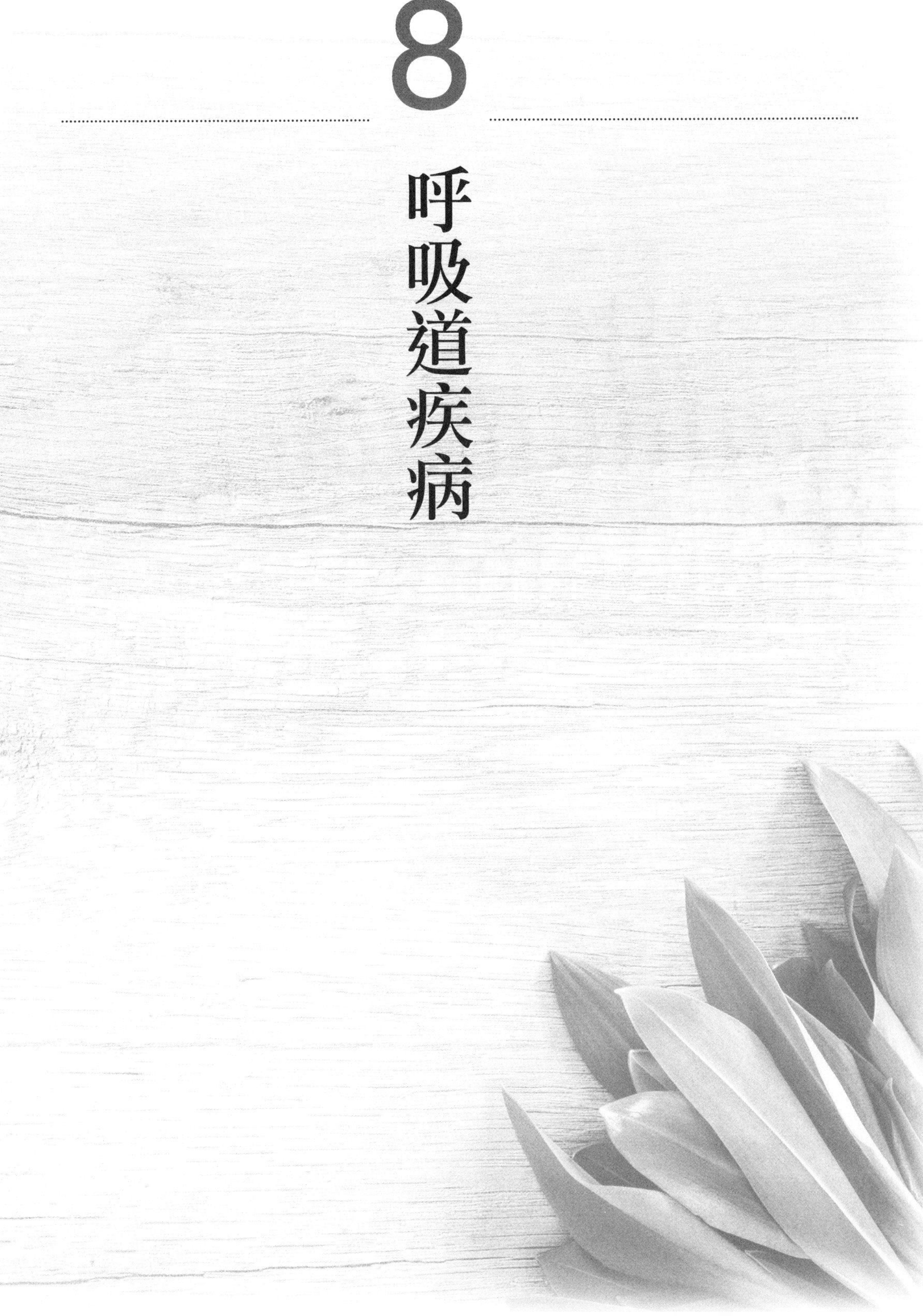

八、呼吸道疾病

發燒

在臨床上，許多疾病一開始的表現就是發燒。發燒是身體的免疫力正在與細菌、病毒等邪氣對抗的反應，是身體免疫力的表現之一。

人體的體溫，最適宜的溫度範圍大約是攝氏 36.5 度至 37.5 度；所以平均而論，正常的體溫一般是在 37 度左右，因個人體質有點上下落差。體溫，主要是產熱與散熱之間維持平衡之下的結果。

身體的產熱主要來自身體的各項活動與新陳代謝，而散熱則靠呼吸、流汗等來完成，當產熱增加或散熱減少時，都可能造成體溫的上升，當身體受到傷害或其它疾病入侵時，身體會自動升高原來體溫設定值，使得身體發燒以便殺菌，所以發燒不見得就是壞事，如果一發燒就一味打針或自行吃退燒藥強迫退燒，反而會讓病程拖久、身體虛弱，不當的退燒甚至會導致臟腑機能失調、抵抗力下降。

如果發燒持續不退，發燒過頭了，也會傷害身體器官，最明顯的症狀就是四肢無力、全身痠痛、精神欠佳，且不能從事正常活動。一般來說，發燒都要持續約三至五天左右，當然也有短期燒個一兩天的，長的會燒到六七天，甚至兩個星期之久的，這要看病菌的種類及個人的免疫抵抗力而定，發燒超過一週以上或反覆發燒的病人，都得特別小心。

幼兒尤其容易發燒，一來是因為幼兒大腦內的體溫調節中樞較不成熟，所以對體溫的控制力較弱。二來是孩童對病毒及細菌的抵抗力較差，防禦陣線薄弱，因此很容易在事先一點徵兆都沒有的情況下，就突然高燒起來了。以發燒為症狀的病症相當多，除了細菌、病毒、黴菌的感染外，腦膜炎、感冒、肺炎、肝膿瘍、泌尿道感染、急性腸胃炎等疾病也會引起發燒，甚至許多嚴重的疾病，如急慢性白血病、惡性淋巴癌、「霍奇金氏病」、肺癌、骨癌、肝癌也會造成發燒症狀。

想退燒除了吃藥以外，還可以輔助採取全身溫水拭浴，用溫水約37 度左右，以毛巾全身上下搓揉，如此可使皮膚血管擴張，將體氣散出，水氣由體表蒸發時，也會吸收體熱；或洗個熱水澡，道理也相同。然而許多人會直接以冷水或酒精來拭浴，希望以最短時間讓體內快速降溫，這種做法太劇烈，對幼兒不好，可能導致抽搐；同樣道理，也不應直接讓幼兒睡冰枕，因為幼兒不易轉動身體，這樣容易導致局部過冷或體溫過低。

發燒的食療原則

1. 宜多喝溫開水，每日飲水量在 2500c.c.以上。
2. 宜多吃降溫退火的食物，如蓮藕、白菜、黃瓜、綠豆等。
3. 宜多吃維生素 C 含量高的蔬菜，如綠豆芽、蓮藕、魚腥草、小白菜等。
4. 多吃維生素 C 含量高的水果，如金棗、柳橙、香吉士、奇異果、芭樂、木瓜、草莓等等。

發燒的現成食譜

食養分類	食譜推薦
食養飲料 A1、A2	· 牛蒡清湯 · 魚腥草薄荷茶 · 魚腥草茶 · 菊花茶 · 蓮藕湯 · 淡竹葉葫瓜湯
食養果菜汁及水果 B1、B2、水果 1、水果 2	· 左手香柳橙汁 · 高 C 果汁（檸檬要保留白色內皮一起榨汁，有助退燒） · 胡蘿蔔原汁 · 番茄原汁 · 西瓜汁 · 多吃降溫退火的水果，如西瓜、番茄、蘋果。 · 多吃維生素 C 含量高的水果。
食養驗方 （糙米茶或綠汁加營養補充品） C1、C2	· 酵素稀釋液
食養三餐（生加熟食） D1、D2	· 番茄 · 有機小黃瓜 · 結球萵苣

感冒

感冒就是傷風，是一種常見的上呼吸道感染疾患，如果是在一個時期內廣泛流行，稱為流感。感冒主要是因為受風受寒，呼吸道局部抵抗力下降，感染病毒或細菌所致。感冒一年四季都可發病，主要以冬春二季，或季節交替時出現最多。

感冒表現的症狀有頭痛、鼻塞、流涕、噴嚏、流淚、惡寒、發熱、周身不適或伴有輕微咳嗽等。普通感冒一開始時，會出現鼻塞、流清鼻涕、乾咳和聲音嘶啞等症狀；有時還會畏寒、疲倦、頭痛和四肢腰酸背痛、食慾不振。

如果之後繼發細菌感染，體溫可能達到攝氏 39 度左右，發病 2～3 天後，鼻涕量逐漸減少並轉濃，咳嗽減輕，最後消失。此時感冒之所以轉好，是身體受感染後產生了抗體把病毒消滅的緣故。感冒一般病程為 5～10 天，如果延誤醫治，容易併發扁桃腺炎、鼻竇炎、中耳炎、氣管炎，以至腎炎等。如果感冒數天後，發燒仍不退，且有濃痰咳出，就要小心注意是否有細菌混合感染，要提高警覺，以免轉成支氣管炎。

感冒的食療原則

分類	綠燈（常吃或可多吃）	黃燈（節制食用）	紅燈（忌食）
種類	·甘藍、青椒、香菜、花椰菜、豌豆、菠菜、蘆筍 ·番石榴、柳橙、香瓜、葡萄柚、草莓、芒果 ·南瓜籽、葵瓜子、松子、腰果、紫菜、杏仁、花粉、米豆、紅豆 ·柿子	·小麥胚芽 ·啤酒酵母	·刺激性食物、甜食、含油量高的食物。
說明	·宜多吃富含維生素 C 的蔬菜，如甘藍、青椒、香菜、花椰菜、豌豆、菠菜、蘆筍等等。 ·番石榴、柳橙、香瓜、葡萄柚、草莓、芒果等水果維生素 C 含量高，可多吃。 ·足夠的鋅是維持正常免疫功能所必需，所以應避免鋅的缺乏；素食者飲食可自等食物中獲取，上述的小麥胚芽、南瓜籽、紅豆等，鋅含量較高。 ·柿子含各種維生素、多量的胡蘿蔔素，胡蘿蔔素可在體內轉化成維生素 A，可強化鼻黏膜的抗病功能，可有效防治感冒。	·小麥胚芽與啤酒酵母屬性偏熱，若有喉嚨痛，或體內發炎時，小麥胚芽與啤酒酵母就不宜多吃。	

調理重點	1. 多補充水分，一日約 2500～3000c.c.，可幫助退熱及排除病毒。 2. 飲食應從抗菌及強化免疫力的方向下手。

感冒的現成食譜

食養分類	食譜推薦
食養飲料 A1、A2	‧黑豆薑湯 ‧白蘿蔔蜜水 ‧魚腥草紅棗湯 ‧糙米清湯 ‧蓮藕湯
食養果菜汁及水果 B1、B2、水果 1、水果 2	‧胡蘿蔔腰果熱湯 ‧三寶胡蘿蔔汁 ‧高 C 果汁 ‧胡蘿蔔蘋果汁 ‧西瓜水梨汁
食養驗方 （糙米茶或綠汁加營養補充品） C1、C2	‧蜂膠 ‧藍藻 ‧可服用卵油。 ‧蜂膠具抑制細菌病毒增生的效果；建議與藍藻隔天輪替，每天兩次。 ‧補充乳酸菌可提升免疫力，減少感冒發生的頻率。
食養三餐（生加熟食） D1、D2	‧可將酸棗仁小米粥當成晚餐主食，幫助睡眠。 ‧建議吃白蘿蔔泡菜來開胃。
其他療法或叮嚀	宜常飲用鹽水或大蒜冰糖水漱口，鹽的抑菌力強，大蒜的殺菌效果更明顯。

咳嗽

咳嗽可分為熱咳、乾咳兩種；乾咳的症狀是少痰或無痰，熱咳症狀是痰濃、色黃。

乾咳是因為呼吸道長時間暴露在乾冷空氣中，黏膜水分散失，冷空氣又使黏膜微血管收縮、腺體分泌減少，結果呼吸道黏膜變得更乾燥，於是產生喉嚨乾癢的現象，進一步演變成咳嗽。常伴隨喉部搔癢、聲音嘶啞，也常是因為吸入異物或刺激性氣味而引發，在感冒、鼻水倒流、氣溫變化的時候及抽煙者身上特別容易發作。

熱咳多是因為細菌、異物入侵，常是扁桃腺發炎、鼻腔充血的後期症狀。此時痰液濃稠，或有黃色鼻涕，常伴有呼吸困難的情況。此時要從改善（偏熱性的）體質來著手，可多吃鹼性食物來改善體質，痰才容易清出來。

咳嗽的食療原則

1. 多吃滋陰潤肺的蔬菜，像是銀耳、黑木耳、絲瓜、蓮藕、蘿蔔。
2. 宜選滋陰潤肺的食物，像是杏子、蜂蜜。
3. 咳嗽時，偏寒涼性的瓜果、生冷食物不宜吃。

咳嗽的現成食譜

食養分類	食譜推薦
食養飲料 A1、A2	‧黑豆薑湯（適用乾咳） ‧白蘿蔔蜜水（適用熱咳） ‧魚腥草紅棗湯 ‧糙米清湯 ‧蓮藕紅棗湯
食養果菜汁及水果 B1、B2、水果 1、水果 2	‧胡蘿蔔腰果熱湯 ‧三寶胡蘿蔔汁 ‧高 C 果汁 ‧胡蘿蔔蘋果汁 ‧宜選滋陰潤肺的水果，像是葡萄、蘋果、橙子、鳳梨、蓮霧、木瓜、青棗等。

食養驗方 （糙米茶或綠汁加營養補充品） C1、C2	・藍藻 ・酵素稀釋液 ・止咳蓮藕羹
食養三餐（生加熟食） D1、D2	・胡蘿蔔（絲）加薑（絲） ・三色椒（絲）
其他療法或叮嚀	1. 保持室內空氣流通，髒空氣容易加重咳嗽。 2. 充足睡眠並做好喉部保暖。

扁桃腺發炎

扁桃腺是口腔的衛兵，嘴巴張大時，我們能看到的是位於軟顎兩邊的顎扁桃腺。當有外敵入侵時，無論是病毒或細菌，都會引發一連串的免疫反應，扁桃腺是淋巴組織，肩負起免疫與防禦的功能，上顎扁桃腺裡的細菌活躍引起的發炎，就是扁桃腺發炎，扁桃腺發炎發病的原因不外是感冒、過度疲勞、季節變化及體質不好。發生的症狀先是喉嚨痛、發燒，萬一細菌長期存在，就會形成慢性扁桃腺炎，一旦身體疲勞，就會喉嚨痛，容易發燒。

扁桃腺炎可分為急性及慢性：

原因一、急性扁桃腺炎

屬於咽頭黏膜發炎，大多發生在口蓋扁桃腺。症狀包括咽頭及喉頭會有疼痛感、乾燥感，吞嚥疼痛，也會有發抖、惡寒、發燒、臉部發紅、頭痛、腰痛、關節痛、肌肉疼痛等症狀。呼吸很急促，舌苔很厚，口蓋黏膜及口蓋垂有時也會浮腫，當病情惡化時頸部淋巴結會浮腫疼痛。

原因二、慢性扁桃腺炎

慢性扁桃腺炎，大都是由於急性扁桃腺炎轉變而成。咽頭會有刺痛感、口臭、扁桃腺增大、吞嚥困難、咽喉有異物感、乾咳，也會有頭痛、食慾不振、肩頸痠、心跳加快，有時也會引起頸部淋巴結腫脹。

扁桃腺發炎的食療原則

1. 採退火消炎方式，避開溫熱性食物，多吃些寒涼性食材。
2. 忌冰凍食物。
3. 發炎時暫時不服三寶粉、黑芝麻粉等溫性補充品。
4. 一日飲水應超過 2500c.c.。

扁桃腺發炎的現成食譜

食養分類	食譜推薦
食養飲料 A1、A2	・魚腥草茶 ・車前草茶 ・魚腥草菊花茶 ・明日葉茶
食養果菜汁及水果 B1、B2、水果 1、水果 2	・左手香柳橙汁 ・五汁飲 ・淨血蔬果汁 ・高 C 果汁 ・胡蘿蔔蘋果汁
食養驗方 （糙米茶或綠汁加營養補充品） C1、C2	・藍藻 ・蜂膠水先喝一次，半小時後再喝一次，休息兩小時以上便可緩解。
食養三餐（生加熟食） D1、D2	・吞嚥困難時可喝五穀奶。

支氣管炎

支氣管炎是指連接氣管和肺部的小氣管發炎。支氣管黏膜上有微小的纖毛，上面有黏性分泌物，能淨化吸入的空氣。一旦支氣管發炎，纖毛因受刺激會分泌過多黏液，因此導致呼吸困難或咳嗽。支氣管是一管狀構造，當管狀構造發炎時變腫大，氣管壁會分泌額外的黏液，氣管壁腫大與粘液會阻礙空氣的流通，導致病人呼吸困難，伴隨的症狀包括咳嗽有痰、呼吸有哮喘、胸部疼痛、發燒、倦怠及聲音沙啞等。

支氣管炎多數是由病毒所引起的，另外，也可能藉由黴菌感染、抽煙、化學氣味或灰塵引起造成。支氣管炎分為急性和慢性，前者常發生於小孩或老人，大多數為病毒感染；後者多發生於四十歲以上的男性，因吸菸或工作環境充滿灰塵，經年累月使得支氣管受到刺激而出現慢性發炎。此外，哮喘、肺氣腫或其他慢性肺部疾病，也可能引發慢性支氣管炎。

一旦罹患支氣管炎後，因為支氣管黏膜多數已遭破壞，便容易再度復發，慢性支氣管炎尤其在寒冷的冬季更易發作。如果支氣管炎合併其他肺部疾病，如氣喘等，往往會加重發展成肺炎。此外，吸煙也是形成慢性支氣管炎的主因之一，吸煙會使支氣管上皮纖毛變短，纖毛運動發生障礙，使局部抵抗力變弱，削弱肺泡吞噬細胞的吞噬、滅菌作用，又會引起支氣管痙攣，增加氣道阻力。

支氣管炎的食療原則

1. 宜常吃蘿蔔、蘑菇、冬瓜、絲瓜、豆腐皮、梨、枇杷、荸薺、蓮藕等。

2. 宜常喝茶，因茶葉中含有大量茶鹼，具有鬆弛平滑肌的作用，可以改善喘息、咳嗽。

支氣管炎的現成食譜

食養分類	食譜推薦
食養飲料 A1、A2	．甘蔗茅根荸薺飲 ．白蘿蔔蜜水 ．黑豆薑湯
食養果菜汁及水果 B1、B2、水果 1、水果 2	．胡蘿蔔蘋果汁 ．高 C 果汁
食養驗方 （糙米茶或綠汁加營養補充品） C1、C2	．酵素稀釋液 ．藍藻 ．止咳蓮藕羹
食養三餐（生加熟食） D1、D2	．胡蘿蔔（絲） ．結球萵苣
其他療法或叮嚀	避免吸入引起發作的物質，如棉花纖維、粉塵、塵，或氯、氮、硫的刺激性氣體。

肺炎

肺炎，顧名思義是指肺部發炎，是一種常見呼吸道疾病，一開始的症狀往往是久咳不癒。急性肺炎常是由細菌感染所引起，但並非所有肺炎都是細菌所造成，其他三種肺炎—非典型肺炎、吸入性肺炎、抵抗力低下引發的肺炎則各有各的成因。

非典型肺炎多由病毒或黴漿菌感染所引起，吸入性肺炎可能是食物液體嘔吐物吸入，或灰塵、氣體、毒性化學物質的吸入造成，這種情況比較容易發生在意識不清、昏迷或吞嚥不良的人身上。至於最後一種抵抗力低下引發的肺炎，主要發生在糖尿病、癌症、愛滋病患者，或長期使用免疫抑制劑、類固醇的人身上。

肺炎的症狀會依其疾病種類不同、嚴重程度不同，而有不同的症狀表現；其中比較典型的包括發高燒、寒顫、持久的咳嗽、有小量或大量的痰液，痰液中可能含有血絲，也會出現胸痛、深呼吸和咳嗽時胸痛或呼吸困難。肺炎如果沒有受到良好的治療，可能會併發肺積水、菌血症、敗血症，甚至死亡。

所以，當發生以上的症狀時，建議盡早就醫，就醫確定病因之後再以食療、生活作息的配合來調養。

肺炎的食療原則

分類	綠燈（常吃或可多吃）	黃燈（節制食用）	紅燈（忌食）
種類	・豆腐、黃豆製品 ・全穀類、綠葉蔬菜、豆類 ・胡蘿蔔	三寶粉： ・小麥胚芽 ・啤酒酵母 ・大豆卵磷脂	・菸、酒 ・禁食刺激性與硬的食物。
說明	・主食以低脂且高熱量的食物為主，如米飯、麵食及根莖類等。 ・多吃高蛋白質食物，如豆腐、黃豆製品等，有助於組織的建造修補。 ・多吃富含維生素 B 群食物，可幫助蛋白質吸收與利用，包括全穀類、綠葉蔬菜、豆類、花生等。 ・多吃富含維生素 A 的食物，有益呼吸道健康，如胡蘿蔔、深綠色蔬菜。	・肺部發炎輕微者可吃三寶。 ・肺部嚴重發炎時，不可吃三寶。	
調理重點	想積極改善肺炎，最有效的方式是採用果菜汁斷食法[1]。		

1 請見本書第一冊《總論篇》P.72。

肺炎的現成食譜

食養分類	食譜推薦
食養飲料 A1、A2	・五行蔬菜湯 ・白蘿蔔蜜水（適用熱咳） ・黑豆薑湯（適用乾咳）
食養果菜汁及水果 B1、B2、水果 1、水果 2	・胡蘿蔔蔬果汁 ・高 C 果汁
食養驗方 （糙米茶或綠汁加營養補充品） C1、C2	・麥苗粉 ・藍藻 ・酵素稀釋液 ・止咳蓮藕羹
食養三餐（生加熟食） D1、D2	・胡蘿蔔（絲） ・結球萵苣 ・三色彩椒（絲）
其他療法或叮嚀	1. 多喝水，至少每日 2500c.c.以上。 2. 每餐不要吃太飽，餐後要散步走動，不要立即躺下。

氣喘

造成氣喘的原因有很多，例如呼吸道發炎，引起呼吸道上層粘膜腫脹，讓呼吸道變窄，使呼吸變得困難，而引發氣喘。又如香煙、煙霧、花粉、冷空氣等，都極易引起氣喘反應，使氣喘發作。

氣喘的發作可由許多不同的刺激來共同引發，發作時主要症狀包括呼吸困難、喘鳴、胸悶、慢性咳嗽等。並非所有的氣喘都有喘鳴的聲音出現，有些人只是咳嗽，尤其好發於夜晚與運動後。

一有氣喘，即使症狀相當輕微，也必須盡早治療，以免症狀惡化，使肺部受傷，氣喘是一種慢性的肺疾病。氣喘病人的呼吸道非常敏感，只要與一些易引起氣喘發作的激發物接觸後，就會導致氣喘發作，使呼吸道變腫，產生黏液。

常見的氣喘激發物有貓、狗、鳥、老鼠等寵物的皮屑、毛髮、羽毛，家塵、蟑螂、花粉、黴菌、香煙、煙霧、木屑、噴髮劑、香水、油漆、汽機車及工廠廢氣等污染，以及含有甲醛的裝潢木料等等。

西醫治療氣喘主要是以類固醇為主，氣喘發作時，身體會釋放大量組織胺，通常醫師會先給予抗組織胺藥物緩解鼻塞、鼻癢及打噴嚏等症狀。但是服用抗組織胺藥物會有嗜睡、口乾舌燥等副作用，對男性也會造成攝護腺肥大的問題。

四成以上的過敏性鼻炎患者會有合併氣喘的毛病，過敏性鼻炎所造成的鼻塞或發炎，會使鼻腔失去溫暖與濕潤空氣的調節功能，因而刺激下呼吸道誘發氣喘發作。

氣喘的食療原則

1. 多吃高蛋白質食物，如豆腐、黃豆製品等，有助於組織的建造修補。
2. 不可偏食，攝取均衡足夠的營養（請見全餐的五大類食物），可提高免疫力。
3. 多吃富含維生素 A、C 及高鈣的食物可多吃，例如胡蘿蔔、韭菜、南瓜、杏仁、紅棗、番茄、青椒、豆腐、芝麻、胡桃、山藥、蓮子等。
4. 少鹽、少油。
5. 輕微氣喘者要避各種麥類（如小麥、大麥、燕麥、黑麥、蕎麥等）、茄子、南瓜、芋頭、草莓、鳳梨、奇異果、花生、花粉等。

6. 禁食冰涼食物，從冰箱拿出來的食物要等回溫後再食用。

氣喘的現成食譜

食養分類	食譜推薦
食養飲料 A1、A2	‧止喘湯 ‧黃耆紅棗枸杞湯 ‧黑豆薑湯
食養果菜汁及水果 B1、B2、水果 1、水果 2	‧胡蘿蔔腰果熱湯 ‧高 C 果汁
食養驗方 （糙米茶或綠汁加營養補充品） C1、C2	‧藍藻 ‧酵素稀釋液 ‧平喘蔬菜泥 ‧止咳蓮藕羹
食養三餐（生加熟食） D1、D2	（無特別限制）
其他療法或叮嚀	1. 使用口罩或圍巾保暖。 2. 適當運動，尤其是游泳。

肺結核

肺結核（俗稱肺癆病），是結核桿菌所引起的疾病。開放式肺結核是指，痰內含有結核菌、會傳染的病人，非開放式則不會傳染。開放性病人比較少，僅佔全部肺結核病人的十分之一。一般的症狀可能有咳嗽、咳痰、咳血、易疲倦、胃口不佳、體重減輕。

肺結核是一個與營養相關度很高的疾病，當營養不良，免疫力下降，就更容易感染結核菌；而肺結核也會大量耗損營養，造成營養不良。所以若不重視營養，就會產生惡性循環的現象。

肺結核的食療原則

分類	綠燈（常吃或可多吃）	黃燈（節制食用）	紅燈（忌食）
種類	・糙米 ・牛奶、乳製品、沙丁魚、鮭魚、蝦米、經日曬的香菇	・植物油 ・葡萄乾、木耳、棗子、核果類	・酒 ・刺激辛辣食物
說明	・主食多吃糙米，加強維生素 B_6 的攝取。 ・牛奶、沙丁魚、小魚乾、蛋及經日曬的香菇含維生素 D 及鈣質，可常吃。 ・為了改善酸性體質，盡量掌握素多葷少的飲食原則。 ・蔬菜與水果要多樣化。	・注意食用油的質、量、功能，要多選用植物油，每天攝取約 2 湯匙。 ・適量補充鐵質，可多吃葡萄乾、木耳、棗子、核果類等；並攝取維生素 C，可幫助鐵質吸收。	
調理重點	積極補充營養，是本病的食療重點。		

肺結核的現成食譜

食養分類	食譜推薦
食養飲料 A1、A2	・黑豆薑湯 ・五行蔬菜湯 ・酵素稀釋液 ・魚腥草紅棗湯
食養果菜汁及水果 B1、B2、水果 1、水果 2	・高 C 果汁 ・淨血蔬果汁 ・胡蘿蔔蘋果汁 ・三寶胡蘿蔔汁

食養驗方 （糙米茶或綠汁加營養補充品） C1、C2	・三寶粉（大豆卵磷脂、小麥胚芽、啤酒酵母） ・藍藻 ・蜂膠
食養三餐（生加熟食） D1、D2	・胡蘿蔔（絲）加薑（絲） ・三色彩椒（絲） ・苜蓿芽生菜沙拉
其他療法或叮嚀	1. 忌體重過低、營養不良、偏食。 2. 要少油、少鹽、少糖。 3. 有時糙米可改成五穀雜糧，食物多樣化可提升免疫力。

9

肝膽病

九、肝膽病

肝病很複雜，病情有許多種類，主要可以分為以下幾種：

1. 肝功能不良。
2. 病毒性肝炎，像是 A～E 型肝炎。
3. 非病毒性肝炎。
4. 肝硬化。
5. 肝癌。

肝炎

慢性肝炎症狀不明顯

肝炎是一種因肝臟細胞的發炎，導致肝細胞損傷的肝臟疾病。引起肝炎的原因很多，如果是由 B 型肝炎病毒感染所造成的肝炎，就叫做 B 型肝炎。慢性肝炎沒有什麼自覺症狀，通常是在健康檢查、捐血或偶然做檢查時被發現。很多人是因為出現黃疸，才知道自己可能得了肝炎，當病人發覺有黃疸來求醫時，大概都已是發病了。

發病特徵通常不明顯，包括厭食、隱約的腹部不適、噁心、嘔吐等。有時會有關節痛、出疹、黃疸或輕微發燒。黃疸出現以前，也許會發現小便的顏色變深，呈深褐色，像濃茶的顏色，察覺到身體有些不對勁，求診才知道自己罹患肝炎。

很多時候，肝炎甚至毫無任何症狀，只是感覺身體非常地疲憊，也不覺得自己生病，以為不過是得了小感冒，休息休息就好，也不會太介意，但一去抽血做肝功能檢查，才發現自己得了肝炎，之前完全沒有任何徵兆，甚至沒有出現黃疸症狀。

急性肝炎的病徵

萬一是急性肝炎，不但沒有口慾，還會噁心、想嘔吐。很多急性病毒性肝炎也不會出現黃疸。肝炎是肝炎病毒傷害肝細胞的結果，當肝細胞受到傷害時，會釋放出一種酵素（GOT、GPT）到血液中，因此可以從血液檢測是否得了肝炎，或得知是哪一型的肝炎。有些急性肝炎會變成慢性，比如 C 型肝炎，有五成到七成的機率會轉變成慢性肝炎，之後更加惡化，變成肝硬化及肝癌。

如果是暴發性或猛暴性肝炎，又叫做急性肝衰竭或劇烈性肝衰竭，是一種預後很不好的肝病病症。這種病可能在發病後幾天或幾星期內就陷入昏迷，難以預料結果，死亡機率為百分之六、七十，導致肝衰竭約有百分之八、九十的機率。暴發性肝炎發生的原因很多，但主要病因為各種肝炎病毒，包括 A、B、C 型肝炎病毒的感染，以及藥物、毒物及代謝性肝炎所致。

各種症狀的肝病患者注意事項如下

各種症狀及肝癌	禁忌	食療重點
火氣大的肝病患者	勿吃餅乾、麵包、糙米麩、五穀粉、芝麻粉等烘焙食物	（無特別限制）
水腫的肝病患者	少鹽、飲食清淡	加強利尿食物 把紅豆加入主食中，但勿吃糖份太多的紅豆湯。

消化不良的肝病患者	避免產氣食物，如馬鈴薯、地瓜、南瓜、芋頭、牛蒡、大豆等。	（無特別限制）
肝癌患者	禁糖、要嚴格素食	（無特別限制）

肝炎的食療原則

1. 肝細胞的再生能力很強，只要睡眠充足、營養均衡完整，肝病就能日漸好轉；飲食上要多攝取優質蛋白質、各種維生素、高鹼性的海藻類及利尿通便的蔬菜。
2. 多吃降火、利濕、清熱、通便的食物，如油菜、薺菜、空心菜、莧菜、芹菜、黃瓜、絲瓜、苦瓜、葫瓜、冬瓜、葫蘆、蘿蔔、萵苣、茭白筍、蘋果、橘、柑、梨、檸檬、鳳梨、西瓜、荸薺等。
3. 多吃維生素 B 群含量高的食物，如綠色蔬菜。
4. 多吃含維生素 C、茄紅素、類胡蘿蔔素的食物，如南瓜、胡蘿蔔、番茄。
5. 多吃高鹼性食物，像是海帶、紫菜、山楂等等。

肝炎的現成食譜

食養分類	食譜推薦
食養飲料 A1、A2	・保肝利尿湯 ・五行蔬菜湯 以上兩種可輪流喝，每天共要喝 1200c.c. 以上才明顯有成效。 ・菊花糖蜜水 ・黃耆紅棗枸杞湯 ・糙米清湯 ・蓮藕湯 ・利尿冬瓜湯

食養果菜汁及水果 B1、B2、水果 1、水果 2	・五汁飲 ・淨血蔬果汁 ・高 C 果汁 ・胡蘿蔔蘋果汁 ・三寶胡蘿蔔汁
食養驗方 （糙米茶或綠汁加營養補充品） C1、C2	・綠汁（麥苗粉、藍藻、益生菌） ・三寶粉（大豆卵磷脂、小麥胚芽、啤酒酵母） ・天然綜合維生素（德國製或美國製）
食養三餐（生加熟食） D1、D2	餐前生食： ・有機番茄 ・有機小黃瓜 ・三色彩椒（絲） ・苜蓿芽生菜沙拉 正餐： ・什錦菜羹飯 ・五穀飯 ・什錦瓜類湯 ・薏仁綠豆地瓜湯

肝硬化

肝硬化是肝臟細胞的纖維組織增生，產生了一些小結節，這些小結節是長期肝臟損傷，組織修復後的結疤，它會干擾或阻斷血液流經肝臟，影響肝細胞正常代謝和調節功能，尤其因為肝小葉細胞被破壞，而使肝臟逐漸變形、變硬，最後形成肝硬化。

肝臟是沉默的器官，有極佳的解毒與再生能力，當肝臟喪失自我修復能力，對身體會造成極大的危害。因為在正常的情況下，腸道和脾臟回流的血液會經靜脈流入肝臟，然而，肝硬化會阻斷正常流經肝臟的血液，導致肝臟和脾臟腫大，而使得腸道回流血液不得不在肝臟周圍，再尋找其他的回流路線。於是找了靜脈，但靜脈壁非常薄，又位於胃和食道附近，壓力過高於是靜脈可能破裂出血，導致胃或食道出血。

肝硬化一般分為早期與晚期。早期代償功能還算良好時，幾乎是沒有任何臨床症狀，僅出現胃口不好、噁心、嘔吐、右上腹脹痛、腹瀉等症狀及肝臟腫大等的體徵。等到晚期肝臟代償功能低下，會發生膽紅素代謝障礙，只有少量膽汁可排進膽囊，黃疸和膽結石更常見。肝臟縮小變硬，出現消瘦、貧血、蜘蛛痣、鼻或齒齦出血、紫斑、水腫、腹水、黃疸、肝區疼痛或發熱等症狀時，肝臟解毒功能下降，毒素積存於血液會引起精神障礙，嚴重可能會併發肝昏迷，導致死亡。

造成肝硬化最常見的原因是病毒性肝炎，如 C 型肝炎、B 型肝炎。此外，飲酒造成酒精性肝硬化也很常見。肝硬化是屬難治之症，若不幸罹病，必須耐心治療，尤其要注意飲食起居，充分配合醫囑，如此才能延緩、控制病情，因而有所轉機。

肝硬化的食療原則

1. 水腫尿少時，應採低鹽飲食，必要時周一、三、五禁鹽，周二、四、六、日少鹽。
2. 宜多吃利濕清熱通便的食物，如油菜、薺菜、空心菜、莧菜、芹菜、黃瓜、絲瓜、冬瓜、葫蘆、蘿蔔、萵苣、筊白筍、蘋果、橘、柑、梨、檸檬、鳳梨、西瓜、荸薺等。
3. 宜多吃紫菜、海帶、山楂，以利散瘀化積。
4. 忌纖維特別粗硬的食物，會促進膽囊收縮素分泌，而影響膽汁流出，間接妨礙肝臟正常代謝及消化系統功能。如竹筍、芹菜、韭菜等等不可吃。
5. 忌糖類、瓜子、餅乾……禁任何燥熱性、有添加物的加工食品。

肝硬化的現成食譜

食養分類	食譜推薦
食養飲料 A1、A2	・五行蔬菜湯 ・菊花糖蜜水 ・黃耆紅棗枸杞湯 ・糙米清湯 ・蓮藕湯 ・利尿冬瓜湯
食養果菜汁及水果 B1、B2、水果 1、水果 2	・三寶回春精力湯 ・高 C 果汁 ・五汁飲 ・淨血蔬果汁 ・胡蘿蔔蘋果汁 ・三寶胡蘿蔔汁
食養驗方 （糙米茶或綠汁加營養補充品） C1、C2	・麥苗粉 ・藍藻 ・酵素稀釋液
食養三餐（生加熟食） D1、D2	餐前生食： ・有機番茄 ・有機小黃瓜 ・三色彩椒（絲） ・苜蓿芽生菜沙拉 正餐： ・什錦菜羹飯 ・黃豆糙米地瓜菜飯 ・薏仁綠豆地瓜湯

10

腎病

十、腎病

腎臟位於後腰部的肋骨緣下面，外形如同蠶豆狀，大小跟拳頭差不多。正常人都有兩顆腎臟，只要一個健康的腎臟，抽血的腎功能指數看起來就是正常的，所以如果檢查出來腎功能異常時，代表腎功能可能只剩下不到正常的一半。中國人愛吃藥、愛進補、迷信偏方等習性，容易造成的腎臟方面的疾病。

腎臟病在早期時，就會有小便很多泡沫及夜間多尿的現象，至於尿液起泡是可能有尿蛋白，需要做尿液檢查是否有蛋白尿。腎臟病最明顯的就是尿液型態的改變，尤其是夜間頻尿、尿液帶血、小便起泡，眼瞼浮腫，臉手腳水腫、血壓變高、貧血、皮膚搔癢、全身倦怠、心臟衰竭，肺水腫等，都是腎臟病可能出現的症狀。

除了少部份阻塞性腎病，大多數的慢性腎臟病不會有腰痛的症狀，也不一定有腳水腫的症狀，雖然腎臟疾病可能造成水腫，但其它疾病如心臟衰竭、肝硬化、營養不良或靜脈栓塞也可能造成水腫。

腎臟病可以分為五個階段

1. 腎功能正常但併有蛋白尿、血尿等腎臟損傷狀況。
2. 輕度慢性腎衰竭，但併有蛋白尿、血尿等。
3. 中度慢性腎衰竭。
4. 重度慢性腎衰竭。
5. 末期腎臟病變。

處於前二種情況的患者，如果能夠及時緩阻腎功能惡化，注意糖尿病及高血壓，控制血糖、血壓與飲食，每半年做腎功能檢查，一般皆能穩住腎功能。

引起腎臟病的因素，不一定只限於腎臟本身，還有其他因素也可能造成腎臟疾病，例如：

1. 糖尿病，因為血糖過高會造成血管病變，影響腎臟的血流量，影響腎功能。
2. 高血壓，血壓過高會影響腎臟排泄廢物及平衡水分的功能。
3. 痛風，尿酸濃度過高時，尿酸會堆積在腎組織，影響腎功能。
4. 濫用藥物，長期用止痛藥、消炎藥，或出處不清的草藥偏方等等，都會影響腎臟的功能。

腎病的安全食物一覽表

以下適用腎功能不全、腎炎、腎衰竭、尿毒症

食物類別	低／中鉀食物（每百克食物低於 300 毫克）	低／中磷食物（每百克食物低於 300 毫克）
澱粉類	糙米、小米、胚芽米、高纖米、地瓜、薏仁、米苔目、米粉、蒟蒻、白米飯、西谷米、玉米粒、土司、饅頭、穀類早餐、大麥片、蓮藕粉	地瓜、芋頭、馬鈴薯、白米飯、西谷米、蒟蒻、全麥土司、米粉、糙米麩、即食燕麥片、嫩豆腐、味噌、毛豆、傳統豆腐、百頁豆腐、凍豆腐、蓮藕粉、冬粉、饅頭
蔬菜類	洋菜、海帶、蘆筍、木耳、黃豆芽、絲瓜、榨菜、蒲瓜、山東白菜、甘藍、苦瓜、菜豆、青蔥、茭白筍、金針菜、韭菜花、白蘿蔔、茄子、花椰菜、小白菜、油菜花、芥蘭、萵苣、花瓜、冬瓜、絲瓜、綠竹筍、香菇、苜蓿芽、豆芽、紅蘿蔔、玉米、黃瓜、四季豆、洋蔥	紅蘿蔔、青花菜、蘆筍、菠菜、桂竹筍、九層塔、洋蔥、空心菜、大白菜、青江菜、茄子、綠豆芽、南瓜、小黃瓜、苦瓜、高麗菜、大黃瓜、金針、香菇、毛豆、皇帝豆、筍乾、草菇

水果類	鳳梨、芒果、柑橘、山竹、葡萄柚、蓮霧、海梨、金棗、西瓜、水蜜桃、蘋果、李子、葡萄、白柚、甜柿、枇杷、芭樂、藍莓、蔓越莓、檸檬、梅子、橘子	桃子、龍眼、蓮霧、荔枝、葡萄、香瓜、木瓜、水梨、紅柿、柳丁、文旦、紅西瓜、蕃石榴
乳蛋品	優酪乳、乳酪、鮮乳酪、低脂鮮乳、全脂鮮乳	蛋白
其他	香油、蜂蜜	冬粉、洋菜、巧克力

腎炎

腎炎的主要症狀是水腫、腰痛，但腎炎的症狀絕不僅僅只有水腫、腰痛。通常患者在發生腎炎前幾周，會有呼吸道或皮膚感染的狀況，例如急性咽喉炎、扁桃體炎、齒齦膿腫、猩紅熱、水痘、痲疹、皮膚膿皰疹等前驅症狀出現。一旦患上腎病以後，腎炎患者的各種症狀也將接踵而至，除了水腫、腰痛，還會出現疲勞、乏力等症狀，眼瞼、顏面、踝關節浮腫，並且開始頻尿，且尿中泡沫增多，尿色異常，甚或出現血尿。

很多腎炎患者不知道自己是否血尿，只要出現尿色深且呈混濁棕紅色，已經是血尿現象。腎炎患者的浮腫症狀，最早會出現在面部、眼瞼，之後可能波及四肢，嚴重時有胸、腹水及心包積液。少尿與浮腫通常是同時出現，甚至可能發生無尿的現象。

腎炎的病程進展，除了表現出上述的早期症狀之外，在臨床中腎炎患者還將會出現一些伴隨症狀，比如高血壓、視力障礙、頭痛、貧血等。如果不及早治療，任隨病情惡化，一些神經系統症狀也會伴隨而來，包括頭痛、噁心、嘔吐、失眠、思維遲鈍等。嚴重的腎炎患者還可能有視力障礙，甚至出現黑濛、昏迷、抽搐等症狀表現，這與腎炎患者的血壓升高及水、鈉滯留有關。

腎病的食療原則

飲水量對腎病的飲食特別重要，請嚴格控制飲水量。

計算喝水量的方法

1. 先觀察是否有水腫：以手指按壓下肢，觀察指印是否久久無法復原。若有，表示有水腫情況。
2. 水腫者先記錄一天總排尿量，再加 300c.c.，就是隔天飲水量的上限。
3. 沒有水腫者，以體重的公斤數乘以 40c.c.，即為每日飲水總量。
4. 綠葉蔬菜因屬高鉀，需先用沸水燙兩分鐘後，酌量食用。
5. 勿吃海藻、菇類。
6. 蛋白質應選有機雞肉，雞蛋應去掉蛋黃，蛋白也不宜天天吃。
7. 勿吃高鉀的楊桃、香蕉、芒果。
8. 請參閱本書 P111 頁的《腎病的安全食物一覽表》。

腎病的現成食譜

食養分類	食譜推薦
食養飲料 A1、A2	・建議把蓮藕湯、淡竹葉葫瓜湯當開水飲用，尤其是在服藥期間，可保護腎機能；但不可調味。水腫者可加入玉米鬚，能加強利尿效果。
食養果菜汁及水果 B1、B2、水果 1、水果 2	・水果應以西瓜、蘋果、梨子、柳橙、香吉士為主；建議在空腹時食用 200～250g（約一碗的份量）。 ・黃瓜蘋果汁、西瓜水梨汁輪替喝，建議在晚間 8：00～8：30 之間飲用。

食養驗方 （糙米茶或綠汁加營養補充品） C1、C2	・低鉀蔬菜泥 ・保健食品因是濃縮產品，會增加腎臟負擔，盡量不用或謹慎食用。 ・推薦吃藍藻，吃一天停一天。
食養三餐（生加熟食） D1、D2	・餐前生食小黃瓜一條或結球萵苣一盤。 ・主食宜為白米飯，搭配南瓜以外的各種瓜類、茭白筍、玉米筍、洋蔥、青蔥等。

腎結石

腎結石是指發生於腎盞、腎盂及腎盂與輸尿管連接部的結石。腎結石是尿石症的一種，如果尿液中排泄鈣增多，容易產生結晶變成結石，結石如果向下沖刷移動，此時就引起腎絞痛症狀。

腎結石有草酸鈣結石、磷酸鈣結石、尿酸（尿酸鹽）結石、磷酸銨鎂結石、胱氨酸結石及嘌呤（普林）結石，其中以草酸鈣結石占比最多。較小的腎結石常會隨尿液排出體外，但如果直徑增加到數毫米，可能會堵住輸尿管，造成尿液受阻，引起劇烈腰痛，有時疼痛會延伸到下腹部或腹股溝。

腎結石患者最主要的症狀是疼痛和血尿，約有百分之七十五的腎結石患者有腰痛症狀。腎結石症狀通常取決於結石的大小，結石較大，在腎盂中移動度較小時，疼痛多為鈍痛，有時是隱痛；結石較小，在腎盂內移動度大時，容易出現腎絞痛。腎絞痛一般持續數分鐘，也可能長達數小時，這種劇烈疼痛，有如刀割，患者甚至會面色蒼白、出冷汗、噁心、嘔吐，嚴重者出現脈弱快、血壓下降等症狀。

腎結石的三種症狀

一、疼痛

呈現腰痛或腹部疼痛，較大的結石會在側腰部引起鈍痛或隱痛；較小結石可能在腰腹部常有隱痛，有的患者可從尿內排出小的結石。

二、膿尿

腎和輸尿管結石併發感染時，尿中出現膿細胞，臨床可出現高熱、腰痛，有的病人被診斷為腎盂腎炎，作尿道檢查時才發現結石。

三、血尿

腎結石會直接損傷腎和輸尿管的粘膜而出現血尿。

腎結石的治療，西醫可以開刀、電擊碎石等方式，但結石還是有可能繼續生長。中醫對付結石的中藥很多，主要方法是以排毒改變人體的內在環境，排除血液內產生結石的有毒物質，讓結石溶化變小而排出體外，只要體內環境淨化了，就能有效預防結石的發生。

蘋果汁排膽結石法

七日肝膽排毒計畫

排毒三階段	時間	排毒餐	內容	説明
第一階段（準備期）	第一天至第五天的兩餐之間（10：00、15：00、16：30、20：30）	喝一杯 250 c.c.有機蘋果汁，連續喝五天	有機蘋果汁	可購買市面上安全認證的有機蘋果汁。

第二階段（排毒期）	第六天早餐、午餐正常吃	第六天晚上 6:00 前，先喝完 1000c.c. 蘋果汁	有機蘋果汁	
	第六天晚餐禁食			
	第六天的晚上 6：00	喝 250c.c.瀉鹽水	第一份瀉鹽水	用 20 公克瀉鹽溶於 1000c.c.水中，分成四份瀉鹽水。
	第六天的晚上 8：00	喝 250c.c.瀉鹽水	第二份瀉鹽水	
	第六天的晚上 10：00	有機橄欖油 125c.c.加有機檸檬汁 125c.c.充分搖勻後飲用	橄欖油加檸檬汁混合至乳化狀	橄欖油可以促使膽囊分泌大量膽汁，將結石沖出已放鬆軟化的膽管，使其排出。檸檬汁有軟化膽管作用。
第三階段（復食期）	第七天的早上 6：00	喝 250c.c.瀉鹽水	第三份瀉鹽水	
	第七天的早上 8：00	喝 250c.c.瀉鹽水	第四份瀉鹽水	
	第七天的早上 10：00	喝有機蔬果汁（如：胡蘿蔔蘋果汁）[1]		
	第七天的中午	建議先吃流質或軟質食物（如：五穀腰果地瓜奶或南瓜蔬菜泥），之後就可以吃固體食物了。		

1 請參考第三冊《排餐篇》P.76 的「食養果菜汁」。

七日肝膽排毒事前準備

要得到最有效的肝膽淨化效果，要先依照方法指示進行，這樣可以獲得令人滿意的結果。為了清除體內的膽結石，需要有六天的準備期，這個動作是要確認在肝膽排毒前，結腸是乾淨的。防止排毒期間，發生噁心或不舒服的狀況，也防止食物逆流從腸道回流到胃部，幫助體內迅速排出膽結石。

1. 第一天到第六天，每天喝 1000c.c.蘋果汁。蘋果酸可以軟化膽結石，使其順利通過膽管，排出體外。有些人喝的頭幾天會有輕瀉的症狀，這是因為蘋果汁富含的果膠所產生的作用。
2. 如果覺得舒服，也可以喝超過 1000c.c.，慢慢喝。除了喝蘋果汁，也需要補足每天的標準飲水量（體重公斤數×40c.c.）。例如：體重 60 公斤的標準飲水量為 60 公斤×40c.c.＝2400c.c.。2400c.c.－1000c.c.（蘋果汁）＝1400c.c.，1400c.c.即為當日需再補充的標準水量。
3. 肝膽排毒期間的餐飲，儘量多以蔬菜類為主，少吃動物類食材及炸煎燻烤物（三餐仍然正常吃，避免過量，如果可以的話吃八分飽就好）。
4. 這段期間避免服用藥物，但是重要藥物仍可服用。
5. 嗜好性飲料（酒、茶、咖啡、冷飲）請不要喝。
6. 瀉鹽就是硫酸鎂（$MgSO_4$），西藥房可以買到，是化學物，不宜多吃，但其排毒效果佳。其中含「鎂」，是天然的礦物鹽，具有絕佳的排汗、排毒效果。

第六天晚上睡覺前要做的事

1. 先準備一個濾網放進馬桶正中央：馬桶蓋打開，可以承接大便。

2. 躺進床上後，用熱敷袋或暖暖包熱敷右腹（肝的部位），持續 2 小時。
3. 並保持向右側躺（頭向右），持續 2 小時。
4. 第六天晚上睡覺時，很可能半夜就「有便意」，請起床排便。
5. 排便於濾網中，然後用水輕輕慢慢的沖掉大便，就會出現五顏六色的顆粒。
6. 開始排便：同時排出「肝膽廢毒物」與「膽結石」。

肝膽排毒的正常現象

1. 剛開始會有幾次水狀排便，混合食物殘渣和結石。
2. 之後會出現大量結石和水。可能數顆，也可能數百顆。
3. 結石因含有膽汁，會浮在馬桶上，結石會是綠色，淡色結石是較近期形成，深色結石時間較長。如果結石深棕色或白色，有時會沉到馬桶水底，表示已經是鈣化的膽結石。
4. 肝膽淨化之後，身體會有明顯改善，疼痛感會降低，心智的清澈度會增加。
5. 清除結石之後的幾天內，可能肝臟後面的結石又會跑出來，所以需要好幾次的清除，每次肝膽排毒中間至少需要隔三周。肝膽排毒至少一年做兩次，上半年一次，下半年一次。最好一季一次。

腎結石的食療原則

分類	綠燈（常吃或可多吃）	黃燈（節制食用）	紅燈（忌食）
種類	‧麵線、米粥、薏仁、紅豆 ‧冬瓜、絲瓜 ‧胡蘿蔔、南瓜、番茄	‧油煎的烹調法 ‧偏鹹的食物 ‧維生素 C 含量高的蔬果或營養補充品	‧溫熱性食材 ‧蔥、韭菜、大蒜、辣椒 ‧產氣食物 ‧菸、酒、咖啡、糖 ‧避免同時吃高鈣、高草酸食物。 ‧高油脂食物、過鹹的食物 ‧菠菜、草莓、核桃、雪裡紅、土豆、辣椒、胡椒，啤酒、大麥、豆類 ‧發性食物，如螃蟹、羊肉、狗肉等。
說明	‧主食建議選擇麵線、米粥等質地軟的食物。也建議把薏仁、紅豆等利尿食材加入主食中。 ‧宜大量吃蔬菜、水果，特別是苦味蔬菜。而冬瓜、絲瓜利尿，可常吃。 ‧宜多食用 β-胡蘿蔔素含量高之食物，如胡蘿蔔、南瓜、番茄等。	‧宜多採蒸、燉、煮、滷、涼拌等不用油的方式烹調。 ‧過鹹的食物會促進結石的產生。 ‧過量攝取維生素 C，會增加尿中草酸鹽的排泄而成結石。	‧忌菸、酒、咖啡等，以免膽結石更嚴重，甚至引起胃酸逆流。 ‧高鈣食物包括乳酪、鮮乳、魚乾、黑芝麻、豆類與豆製品等。而高草酸食物以綠色蔬菜為主。以上兩類避免一起吃，例如菠菜豆腐湯。 ‧避免易產生草酸鈣的食物，如菠菜、草莓、核桃、雪裡紅、土豆、辣椒、胡椒，啤酒、大麥、豆類等。 ‧忌糖，因吃糖會使尿中鈣離子濃度、草酸及尿的酸度增加，而易導致結石。 ‧辛辣動火食物，如酒、蔥、韭菜、大蒜、辣椒等，避免加重人體濕熱，使結石更加嚴重。
調理重點法或叮嚀	1. 結石者每天飲水量要超過 3000c.c。 2. 請多食用利尿食材。 3. 蘋果汁排膽結石法對腎結石效果非常好。		

腎結石的現成食譜

食養分類	食譜推薦
食養飲料 A1、A2	．小金英茶 ．淡竹葉葫瓜湯 ．決明子綠茶 ．魚腥草紅棗湯 ．利尿冬瓜湯 ．淡竹葉茅根湯
食養果菜汁及水果 B1、B2、水果 1、水果 2	．檸檬水 ．蘋果原汁 ．鳳梨蘋果汁 ．西瓜、哈密瓜利尿，可常吃。勿吃楊桃、草莓。
食養驗方 （糙米茶或綠汁加營養補充品） C1、C2	．低鉀蔬菜泥 ．適當補充維生素 B_6，防止草酸鹽過量排泄。
食養三餐（生加熟食） D1、D2	．薏仁綠豆地瓜湯 ．五穀米什錦菜粥 ．涼拌小黃瓜
其他療法或叮嚀	所有深綠色蔬菜，要先經過沸水汆燙，降低草酸後再煮食，可預防結石。

腎衰竭、尿毒症

急性腎衰竭

腎衰竭可以分為急性、慢性。急性腎衰竭的形成原因可能是過度脫水、失血、休克、藥物毒物傷害、急性腎炎、輸尿管結石、泌尿道腫瘤，或攝護腺肥大所造成泌尿道阻塞等，只要能夠在短時間內找到急性腎衰竭的原因，去除病因，對症下藥後，絕大部分的病人腎功能是可恢復的。

尿毒症

而慢性腎衰竭又稱尿毒症，主要成因是慢性腎絲球腎炎，其次是糖尿病腎病變。慢性腎衰竭的症狀是，血液中如果出現尿素氮、肌酸酐、血糖、尿酸等過高，尿中出現蛋白尿、血尿等不正常現象，表示腎臟已經萎縮，甚或嚴重損壞，以致於不能維持基本功能，包括排泄代謝產物、調節水分、酸鹼平衡、分泌和調節各種激素代謝的功能，因此出現廣泛的全身性中毒的症狀。

除了慢性腎絲球炎及糖尿病的人引起尿毒症的比率最高之外，其他如慢性腎盂腎炎、多囊性腎病、腎血管性疾病、先天性腎病，紅斑性狼瘡，也可能引起腎病變，最後導致尿毒症。另外，高血壓、藥物傷害也是造成尿毒症的原因之一。

尿毒症可以從血液檢查中得知，正常血中肌酸酐濃度應維持在0.6～1.4的指數、尿素氮8～18的指數，若超過則表示腎臟功能不正常。所以讀者一旦發現血液有異常的症狀，就需要進一步檢查。

尿毒症最後容易使免疫機能變差、皮膚容易搔癢、膚色變深、內分泌及新陳代謝系統異常等症狀，最後必須靠洗腎才能維持生理功能。從西醫角度來看，除了洗腎以外，有效療法就是腎臟移植，再配合飲食控制及藥物治療。

但從中醫角度來看，尿毒症屬於慢性腎臟衰竭的病變，未達尿毒症之前，可採中醫排毒扶正療法。尿毒症主要為腎臟萎縮，用藥是以恢復腎功能為主，再依病情的變化來對症下藥。

腎衰竭、尿毒症的食療原則

分類	綠燈（常吃或可多吃）	黃燈（節制食用）	紅燈（忌食）
種類	・藕粉、玉米粉、涼粉、蜂蜜、冬粉、西谷米、仙草、愛玉、粉圓 ・冬瓜、葫瓜、大黃瓜、西瓜	・高嘌呤（普林）食物	・楊桃 ・黃豆、黑豆、蠶豆、花生、南瓜籽、紫菜、葵瓜子 ・忌高鉀、高鈉食物 ・忌含氮浸出物、高磷食物 ・忌高脂肪食物 ・忌刺激性的調味料
說明	・宜多吃低蛋白、低熱量的食品，如上述的藕粉、粉圓等食物。 ・瓜類利尿除濕，可常吃。	・高嘌呤（普林）食物，如黃豆、黑豆、酵母粉、紫菜、筍乾、花生、腰果、白木耳、蘆筍、優酪乳等，會加重腎臟的負擔。	・楊桃含草酸氫鉀，食後會因腎臟代謝不良在體內形成一種神經毒。 ・黃豆、葵瓜子等食物含高蛋白，不適合腎衰竭患者食用，會加重腎小球的負擔，而導致尿毒症。 ・高鉀食物，例如乾海帶、紫菜、黃豆、黑豆、大豆卵磷脂、魚腥草、空心菜、綠花椰、南瓜、糙米、馬鈴薯等，易造成高鉀血症，導致脈搏遲緩、心律不整，而危及生命。 ・高鈉食物，如梅乾菜、豆豉、蘿蔔乾、榨菜、昆布、紫菜、海帶等，會加重浮腫，導致心力衰竭。 ・含氮浸出物，如雞湯、魚湯、肉湯等，增加腎功能排泄的負擔。 ・高磷食物，如薏仁、蓮子、花生、開心果、白芝麻、核桃等，導致高磷血症，引起骨骼病變及副甲狀腺功能亢進。
調理重點	請參閱本書 P111 的《腎病的安全食物一覽表》。		

腎衰竭、尿毒症的現成食譜

食養分類	食譜推薦
食養飲料 A1、A2	· 淡竹葉葫瓜湯 · 茅根蓮藕湯 · 西瓜皮紅豆湯 · 利尿冬瓜湯 · 蓮藕湯
食養果菜汁及水果 B1、B2、水果 1、水果 2	· 勿吃楊桃
食養驗方 （糙米茶或綠汁加營養補充品） C1、C2	· 低鉀蔬菜泥
食養三餐（生加熟食） D1、D2	（無特別限制）

11

生殖系統、內分泌問題

十一、生殖系統、內分泌問題

經痛

經痛可分為原發性、繼發性兩種。原發性經痛多見於未生育過的年輕女子、體質衰弱或對疼痛敏感的人。此外，內分泌失調、子宮發育不良、子宮頸狹窄、子宮位置過度前傾或後屈，都會引起。繼發性經痛多見於生育過的婦女或中年婦女，經檢查可找到原因，可能與疾病有關。

有些痛經是因骨盆腔內生殖系統有病理疾病，如子宮內膜異位症、子宮腺肌症而引起的經期疼痛。經痛者原來不會有經痛，後來才開始有經痛而且症狀愈來愈厲害，常是一種直腸壓迫的感覺，腰薦椎、背後疼痛而延伸到大腿。這種繼發性經痛的原因很多，並可能出現經期不規則、經血量大的現象。

痛經者則需按不同病況處理，一般的經痛可以用暖水袋熱敷下腹，幫助下腹盆腔血液循環，舒緩痛楚。但如果是子宮內膜異位所造成的經痛，除了藥物治療，可能還得考慮手術治療。很多女性對經痛抱持忍受，或自己買止痛藥的態度，後者尤其對腎臟造成傷害，也延誤了調理身體的好時機。

經痛的食療原則

分類	綠燈（常吃或可多吃）	黃燈（節制食用）	紅燈（忌食）
種類	·金針菜（金針花）、洋蔥、高纖蔬菜 ·葵瓜子、核桃、胡蘿蔔 ·龍眼乾、黑豆、葡萄乾、糖蜜、紅棗	·速食或醃、烤、炸物 ·甜食	·經期忌冰冷、酸澀食物。 ·禁服止痛藥。
說明	·金針菜有安神功效，但購買時要小心，勿買顏色過於鮮艷的，最好選自然色的，雖不漂亮但較安全。因金針菜天生含有過敏物質，不可生吃，因此烹煮前要先燙煮 1 分鐘，水倒掉後再行煮，以免腹瀉。若擔心金針菜太過於寒涼，可搭配薑一起煮或與洋蔥同時進食，就能涼溫調和。 ·可多吃有洋蔥也有安神效果，但最好半生不熟效果才好，若過於熟爛，就會失去安神效果囉！ ·多吃含鎂的食物，如高纖維的蔬菜。 ·多吃葵瓜子、核桃、胡蘿蔔等富含B群的食物。 ·多食鐵質豐富的食物，以強化造血機能。如金針菜、龍眼乾、黑豆、葡萄乾、糖蜜、紅棗。	·不宜刻意吃甜食，以防血糖不穩，而加重不適感。	
調理重點	正確的營養補充與生活習慣的配合雙管齊下，可緩解經痛問題。		

經痛的現成食譜

食養分類	食譜推薦
食養飲料 A1、A2	·算準月經時間，提早七天作預防，連續 7 天喝益母草茶。喝 7 天停一天，喝至月經結束才停止。 ·紅糖薑湯 ·蜂王漿蜜水 ·山藥豆奶 ·三合一蜂王漿 ·牛蒡薑湯 ·黃耆紅棗枸杞湯 ·菊花糖蜜水（經期頭痛）
食養果菜汁及水果 B1、B2、水果 1、水果 2	·胡蘿蔔蘋果汁 ·高 C 果汁 ·三寶胡蘿蔔汁 ·青木瓜蘋果汁 ·青木瓜原汁 ·胡蘿蔔原汁 ·若在果菜汁中加入 50c.c.薑湯（低溫）會更好！
食養驗方 （糙米茶或綠汁加營養補充品） C1、C2	·多吃蜂王乳、花粉、啤酒酵母、螺旋藻、酸乳、麥草、小麥胚芽等富含 B 群的補充品。
食養三餐（生加熟食） D1、D2	·薏仁紅豆山藥湯
其他療法或叮嚀	1. 經期腹部熱敷。利用晚上空閒時間，用兩厚毛巾浸入熱薑湯擰乾趁熱敷於腹部，兩條毛巾交替熱敷 30 分鐘。 2. 平日至少運動半小時，可以促進氣血循環，減輕躁鬱的症狀。 3. 忌便秘，便秘會使經痛加重。 4. 經期忌性生活，不但會加重經痛，還會使細菌入侵陰道而受感染。

月事不順

月經不順是指經量過多或過少，或是來經時會有不舒服的情況，這是因為內分泌不足，造成代謝不良所引發的症狀。

月事不順的成因，常是情緒緊張、壓力大等情緒，只要解除緊張的情緒就可以改善短暫的不順。此外，過胖、過度節食、子宮肌瘤、卵巢腫瘤等，也會造成月經不順。

月事不順的食療原則

分類	綠燈（常吃或可多吃）	黃燈（節制食用）	紅燈（忌食）
種類	・蜂王漿、山藥、薏仁、牛蒡、黃豆、當歸、榴槤 ・富含鐵質的食物 ・經期前七天到經期結束之間，多吃溫、熱性質的食物	・屬性寒涼及冰涼的食物 ・涼性食物，如涼拌菜、白蘿蔔、大白菜、苦瓜、水梨、香蕉、橘子、西瓜等。	・高熱量零食跟垃圾食物 ・酸澀食物 ・止痛劑
說明	・有些特效食材對月事不順很有效，可促進荷爾蒙分泌，像是蜂王漿、山藥、薏仁、牛蒡、黃豆、當歸、榴槤等等。 ・富含鐵質的食物，如紫菜、髮菜、黑芝麻、龍眼乾、黑豆、黑糖、葡萄乾、糖蜜、紅棗、枸杞、紅莧菜、蓮子、皇帝豆等，以強化造血機能。 ・在經期前七天到經期結束之間，多吃溫、熱性質的食物，可用薑來中和蔬菜的寒性。		・高脂肪、高熱量食物，攝取過多會導致月事不順。
調理重點	1. 少油、少鹽、少糖。 2. 多補充鐵質豐富及促進荷爾蒙分泌的食物。 3. 經前七天～經後七天加強保養。		

月事不順的現成食譜

食養分類	食譜推薦
食養飲料 A1、A2	．牛蒡薑湯 ．蓮藕湯 ．黃耆紅棗枸杞湯 ．淡竹葉葫瓜湯 ．菊花糖蜜水（改善經期頭痛） ．山藥豆奶 ．蓮子心茶 ．金針菜湯 ．小米清湯 ．鳳梨醋水 ．艾草紅棗湯（經期間的身體疫痛） ．可在經期前七天喝桂皮山楂紅糖湯，可改善氣滯血瘀型的經痛。
食養果菜汁及水果 B1、B2、水果 1、水果 2	．馬鈴薯蘋果汁（緩解經期胃痛） ．蓮藕生汁 ．番茄原汁 ．西瓜水梨汁 ．蘋果原汁 ．高 C 果汁 ．胡蘿蔔蘋果汁 ．三寶胡蘿蔔汁 ．青木瓜蘋果汁 ．青木瓜原汁 ．胡蘿蔔原汁 ．可常吃榴槤，吃三天停一天，不要吃過量。
食養驗方 （糙米茶或綠汁加營養補充品） C1、C2	．紅豆薏仁大棗粥
食養三餐（生加熟食） D1、D2	．薏仁綠豆地瓜湯、牛蒡飯、什錦素菜。 ．牛蒡涼拌菜

其他療法或叮嚀	1. 要做以下三件事改善： 甲、益母草茶，日飲至少 1200c.c.。 乙、紅糖薑湯，早、晚各喝一次 200～300c.c.。 丙、早餐前、睡前各喝一次三合一蜂王漿 2. 忌在月經期進行性生活，會使細菌侵入陰道引起感染。 3. 從經期前七天，到經期結束日，以薑湯熱敷下腹部。 4. 準備 50 度的純薑湯，及兩條厚毛巾，手戴好橡皮手套，將一條毛巾浸入薑湯，趁熱擰乾後，熱敷下腹部，兩條毛巾交替使用。 5. 純薑湯作法：拿手掌大的老薑一塊先拍碎，加 500c.c. 水一起煮，煮滾後以小火再煮 30 分鐘即可。

產後體虛調理

剛生產後的子宮約如小孩頭部大小，經二週後才會恢復。胎盤與羊膜剝離下，子宮會呈現極度虛弱，在生產過程中的外陰小裂傷、會陰裂傷或側向切開的縫合處都會疼痛，一般四、五日之後可拆線，其後只要注意不感染細菌，各方面都可慢慢復原。

產後體虛調理的食療原則

1. 多補充含維生素 B_1、C、D 的食物，並適量吃含鐵、鈣、磷等礦物質的食物。
2. 產後飲食要補充足夠的蛋白質、水、熱量。
3. 宜少鹽，鹽分太高易引發水腫及高血壓，但不必禁鹽。
4. 忌營養單一或過飽，由於產婦胃腸功能弱，過飽會影響胃口，還會妨礙消化，所以要少食多餐。
5. 忌生冷食物，不但會影響消化功能，並易導致瘀血滯留，可引起產後腹痛、惡露不絕等現象；包含各種冷飲、冰凍飲料、涼拌菜，以及涼性食物如梨、甘蔗、柿子、瓜類及綠豆等都要避免。

6. 忌堅硬粗糙食物，蠶豆、花生、瓜子、竹筍、芹菜等較粗糙之食物宜避食。
7. 忌油膩及黏滯食物，產後胃腸張力及蠕動均較弱，過油膩之肥肉及動物油應忌食，粽子、糯米製品亦不宜。
8. 忌濃茶。
9. 忌味道較酸的食物。

促進母乳分泌

母乳含有免疫球蛋白，可以幫助寶寶腸胃細胞的成熟，增強免疫力。此外，還可以減少過敏發生。有些媽媽半途放棄哺餵母乳，最常見的原因就是奶水不足，但多數的媽媽絕對有足夠的奶水哺餵寶寶。

除了均衡攝取各類食物、喝足夠的水分、經常按摩刺激乳房、學會正確餵奶的方式、保持心情愉快及正常作息，都可幫助媽媽分泌乳汁。媽媽應採行良好的飲食與生活方式，可增進寶寶的健康。

促進母乳分泌的食療原則

1. 多喝高蛋白質湯類，例如魚湯、豬腳燉花生、海鮮湯、雞湯、牛奶。
2. 抑制乳汁分泌和造成退奶的食物，像是韭菜、薏仁、麥芽水、人蔘等，都要避免食用。
3. 建議產後飲食宜清淡，刺激性調味料少吃或不吃，辛辣、麻辣口味都應避免。
4. 禁菸、少喝酒，避免飲用咖啡。

5. 哺乳期禁食大麥及製品，包括大麥芽、麥乳精、麥芽糖。
6. 控制食鹽量，過鹹食品有回乳作用。

男女更年期障礙

人類是唯一有更年期的哺乳類動物。女人到了 45～55 歲左右，月經開始減少，最後完全停止。月經即將結束的前、後時期，稱為更年期。而更年期不是女人的專利，男性也會在 55～65 歲間，出現更年期症狀。

在女性方面，隨著年齡愈來愈增長，卵巢逐漸停止製造荷爾蒙，月經量減少或開始不規則，最後停止，以致完全喪失生育能力的前後過渡時間，大約有二到五年，而這段時間稱為更年期。伴隨更年期而來的不只是停經而已，還包括女性的心理變化，對女性來說，人生可能有三分之一的時間會在更年期之後度過。

更年期可能會出現的症狀

1. 熱潮紅：會從胸口到臉好像有熱浪來襲，並伴隨皮膚發紅或流汗。
2. 皮膚乾燥或發癢：由於分泌潤滑液的腺體老化，所以會出現乾燥發癢現象。
3. 頻尿、漏尿：因生殖泌尿道萎縮，容易頻尿、急尿、小便灼熱，如不注意也容易發生感染。婦女更年期時還會不自主漏尿，是因骨盆底肌肉、韌帶支持力降低，一旦腹壓增加，例如大笑、咳嗽或運動時就容易發生。
4. 骨質疏鬆症：女性進入更年期後，雌激素急遽減少，會加速骨質的流失，使女性骨質疏鬆症的發生率比男性高。

5. 有些更年期婦女會出現情緒困擾，容易憂愁、焦慮、失眠。

男女更年期障礙的食療原則

1. 想改善更年期的不適，可補充促進荷爾蒙分泌的食物來改善，像是蜂王漿（蜂王乳）、薏仁、山藥、牛蒡、當歸、榴槤。
2. 而有一群人吃這類食物有禁忌，那就是得到婦科腫瘤的女性，包括子宮、卵巢、乳房的癌症，在調理期至少半年都不可進食蜂王漿、山藥、牛蒡、當歸、榴槤。至於黃豆、黑豆、薏仁可繼續攝取，適量吃即可，勿三餐都吃，吃一天停一天較為保險。
3. 多吃可安神的食物，包括金針菜、木耳、蓮子、百合、蜂蜜等。
4. 多補充維生素 E，可改善盜汗、潮熱、陰道乾燥。
5. 多吃可促進荷爾蒙分泌的食物。
6. 應採低脂、高纖飲食。可多吃大豆製品、海藻、菇菌類、酸梅、煉梅。

男女更年期障礙的現成食譜

食養分類	食譜推薦
食養飲料 A1、A2	・三合一蜂王漿 ・山藥豆奶 ・山藥豆漿 ・牛蒡薑湯 ・糙米清湯 ・黃耆紅棗枸杞湯 ・牛蒡紅棗湯 ・牛蒡清湯

食養果菜汁及水果 B1、B2、水果 1、水果 2	・胡蘿蔔蘋果汁 ・鳳梨蘋果汁 ・淨血蔬果汁 ・高 C 果汁 ・回春精力湯
食養驗方 （糙米茶或綠汁加營養補充品） C1、C2	・可服用卵油 ・可多吃煉梅 ・補血優酪乳
食養三餐（生加熟食） D1、D2	・蓮子粥 ・牛蒡涼拌菜 ・胡蘿蔔山藥六色炒 ・薏仁紅豆山藥湯
其他療法或叮嚀	1. 適當的運動，例如游泳、健身操、瑜珈等。 2. 宜在睡前兩小時，做熱水泡腳，有助於安神入眠。 3. 有些女性在更年期會出現血崩或子宮肌瘤等問題，改善方法請參見子宮肌瘤[1]。

更年期減重法

很多人一進入更年期體重就直線上升，緊接而來的就是三高問題，所以如果能控制體重，很多後續問題就能迎刃而解。我建議用以下可兼顧營養與減重的方式來進食，不出一個月，一定可以成功甩掉 5 公斤以上肥肉。

進餐順序	小叮嚀
先喝一碗低卡瓜類湯	1. 綜合多種瓜類，包括冬瓜、絲瓜、葫蘆瓜等一起煮。 2. 可添加豆製品、蔬菜、海藻或菇蕈類。 3. 葷食者可加深海魚一起煮。
再生吃一顆大番茄	吃完後已有約 6 分飽。
以低熱量食材代替米飯、麵條	如山藥、紅蘿蔔、白蘿蔔、樹薯、蒟蒻。

1 請見本書 P022 頁。

性功能低下（男女生均適用）

這裡的性功能低下指的是提不起性致，這可能是早衰的前兆，不論男女都有可能出現此種困擾，此時請勿羞於啟齒，依然可從食療、作息來著手改善。性功能低下的成因可能是大腦神經受到刺激，或荷爾蒙分泌、神經與血管功能受影響所造成，另外糖尿病、高血壓、動脈硬化、末稍血管疾病、憂鬱症、菸酒、藥物等等，也是常見原因。

性功能低下的食療原則

1. 薏仁的類黃酮可促進女性荷爾蒙調節分泌；而紅豆的異黃鹼素是一種植物性雌激素，可改善與荷爾蒙有關的症狀。
2. 促進荷爾蒙分泌的食物可改善病情，例如山藥、蜂王漿、榴槤、當歸、牛蒡、黑豆、黃豆、紅豆、薏仁等。但有婦科腫瘤建議只食用薏仁、紅豆、黃豆。

性功能低下的現成食譜

食養分類	食譜推薦
食養飲料 A1、A2	· 山藥豆奶 · 三合一蜂王漿 · 牛蒡薑湯 · 黃耆紅棗枸杞湯 · 牛蒡紅棗湯
食養果菜汁及水果 B1、B2、水果 1、水果 2	· 回春精力湯 · 高 C 果汁 · 鳳梨蘋果汁 · 胡蘿蔔蘋果汁 · 淨血蔬果汁

食養驗方 （糙米茶或綠汁加營養補充品） C1、C2	（無特別限制）
食養三餐（生加熟食） D1、D2	‧韭菜炒蛋 ‧建議在三餐的主食裡加入薏仁 90 公克、紅豆 30 公克，美味又有療效。 ‧吃七分飽最符養生原則。

12

甲狀腺疾病

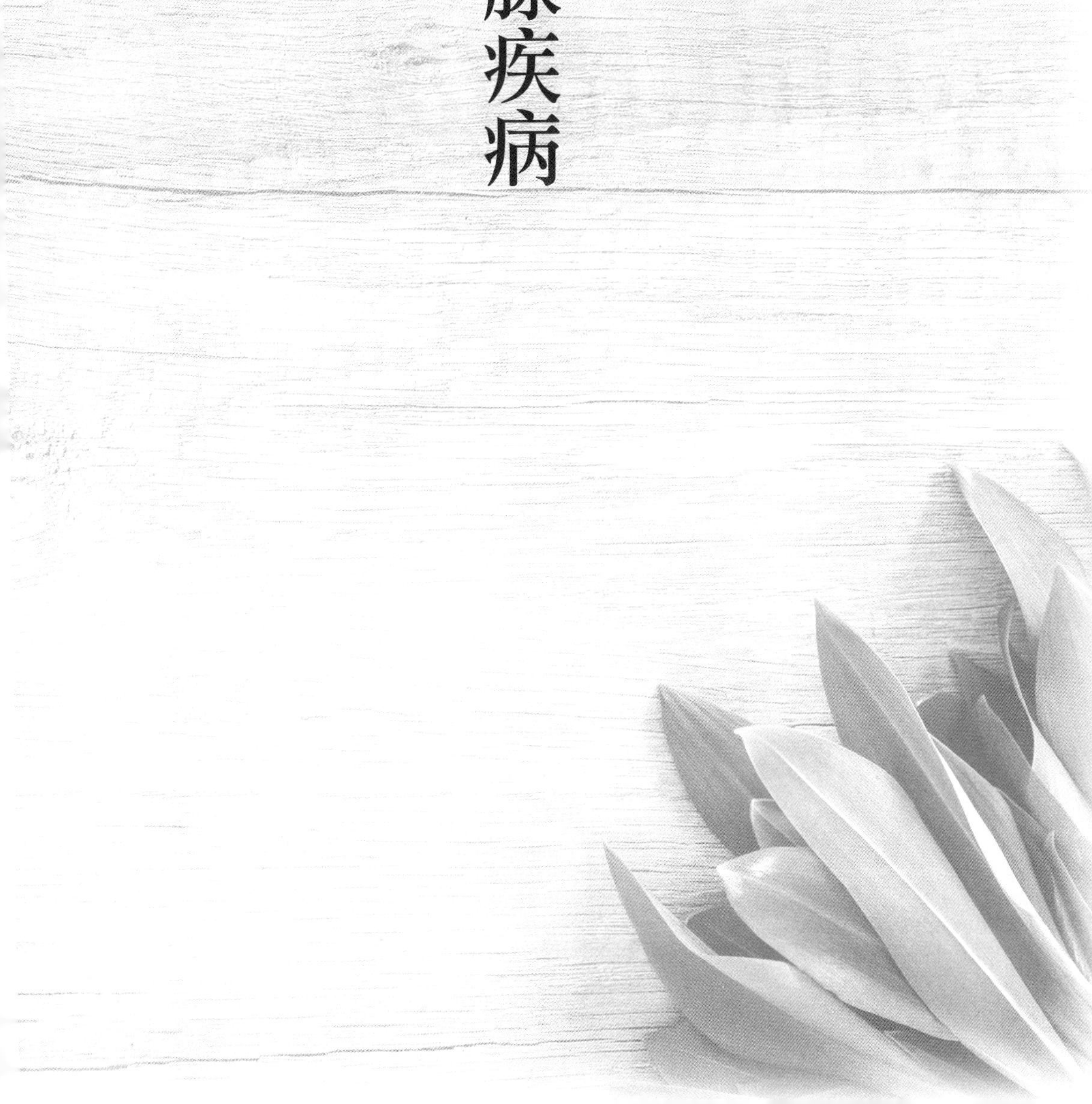

十二、甲狀腺疾病

甲狀腺亢進

甲狀腺相關的疾病是屬於自體免疫系統的疾病，與遺傳、體質，以及後天的環境、飲食養成、壓力等有關；甲狀腺素負責新陳代謝的調節，及促進組織再生的功能，當分泌過量，會加速代謝造成體內營養素消耗，就是所謂的甲狀腺機能亢進，簡稱甲亢。

甲亢好發於 20～50 歲的女性，罹病人數是男性的 3～4 倍之多。因為甲狀腺激素分泌過量，使新陳代謝太快，可能出現口乾舌燥、心跳快、容易心悸、末梢附近的肌肉衰竭無力或顫抖等現象，這些症狀會使患者的身心皆處在不穩定的狀態。

嚴重的話，患者很怕熱、容易肚子餓，但吃很多仍不斷地消瘦下去，甚至出現月經不規則或閉經的情況；如果已經發生眼球突出的症狀，一定要立刻就醫。

甲狀腺亢進的食療原則

1. 忌辛辣刺激性食品。
2. 忌菸、酒、咖啡、濃茶及汽水。
3. 勿吃任何加工食品。
4. 勿喝牛奶與各種乳製品。
5. 避食任何炸、煎、燻、烤、烘焙等易上火的食物。

6. 宜多補充維生素 B 群、C、蛋白質與熱量，建議常吃黃豆、豌豆。
7. 建議常吃清熱、滋陰的食物，例如冬瓜、大黃瓜、荸薺、綠豆。
8. 多吃十字花科食物及桃子、大豆、菠菜，這些食物有助於抑制甲狀腺分泌荷爾蒙。
9. 忌任何含碘食物，如海藻類（海帶、紫菜等）及含碘的食鹽，最好改吃無碘食鹽（在大型西藥房有售）。

甲狀腺亢進的現成食譜

食養分類	食譜推薦
食養飲料 A1、A2	・明日葉茶 ・魚腥草薄荷茶 ・魚腥草菊花茶 ・菊花糖蜜水 ・魚腥草茶 ・糙米清湯 ・牛蒡清湯 ・蓮藕湯 ・淡竹葉葫瓜湯 ・五行蔬菜湯
食養果菜汁及水果 B1、B2、水果 1、水果 2	・高 C 果汁 ・胡蘿蔔蘋果汁 ・甲亢汁 ・五汁飲 ・淨血蔬果汁 ・鳳梨蘋果汁 ・西瓜水梨汁 ・番茄原汁 ・蘆筍泥 ・左手香柳橙汁 ・建議常吃清熱、滋陰的水果，例如西瓜、甘蔗、水梨。

食養驗方 （糙米茶或綠汁加營養補充品） C1、C2	‧小麥草汁 ‧柿子蜂蜜膏 ‧建議常吃啤酒酵母、大豆卵磷脂。
食養三餐（生加熟食） D1、D2	‧早餐建議：薏仁糙米地瓜粥或五味粥，加雙人份精力湯（只喝一人份）或苜蓿芽生菜沙拉，對病情很有幫助。
其他療法或叮嚀	要定期到醫院追蹤。

甲狀腺低下

所謂甲狀腺機能低下，是指甲狀腺所製造的甲狀腺素的量不足，或是作用不正常，而引起全身性新陳代謝異常的疾病。它的致病原因也有很多種，其中最常見的就是接受甲狀腺切除手術，或是放射性碘治療所留下的後遺症，其次是慢性甲狀腺炎。

甲狀腺低下的食療原則

1. 多吃全穀類，如糙米、五穀米等。
2. 多吃含碘食物，如海藻類（海帶、紫菜等）。
3. 採低熱量飲食，維持正常體重。
4. 避吃會壓抑甲狀腺功能的食物，如十字花科的蔬菜，如綠花椰、高麗菜、白花椰、芥藍菜、白蘿蔔、大頭菜。
5. 宜用一般含碘的海鹽。
6. 只能喝純淨無氯的水，如蒸餾水或逆滲透水。
7. 忌抽菸、喝酒過量。
8. 避吃各種加工及精製食品，包括白麵粉及白糖。
9. 避免喝到含氯的水（宜喝蒸餾水），以及氟化物（包括牙膏內所含的氟）。

甲狀腺低下的現成食譜

食養分類	食譜推薦
食養飲料 A1、A2	·海帶薑湯 ·薏仁山藥豆奶 ·三合一蜂王漿 ·菊花糖蜜水 ·魚腥草茶 ·魚腥草薄荷茶 ·糙米清湯 ·牛蒡清湯 ·蓮藕湯 ·淡竹葉葫瓜湯 ·五行蔬菜湯
食養果菜汁及水果 B1、B2、水果 1、水果 2	·五汁飲 ·淨血蔬果汁 ·鳳梨蘋果汁 ·西瓜水梨汁 ·番茄原汁 ·蘆筍泥 ·左手香柳橙汁 ·胡蘿蔔蘋果汁
食養驗方 （糙米茶或綠汁加營養補充品） C1、C2	·小麥草汁
食養三餐（生加熟食） D1、D2	·黃豆糙米芝麻牛蒡飯 ·山藥南瓜五穀飯

甲狀腺腫大（缺碘）

目前最常見甲狀腺腫大的原因是缺碘，碘是甲狀腺素的原料，碘缺乏使得甲狀腺素低下，刺激腦下腺分泌甲狀腺刺激素，目的是維持正常功能，因此造成甲狀腺增生腫大。另外一個原因是與自體免疫系統異常有關的橋本氏甲狀腺炎、葛瑞夫茲氏病，這兩種病分別伴隨著甲狀腺功能低下與亢進。

甲狀腺腫大的食療原則

1. 避免過量的綠花椰菜、甘藍菜、芥菜、梨子、桃子等食物。
2. 避免缺乏維生素 A、硒、鐵，以免加重缺碘效應。
3. 多吃含碘豐富的飲食，包括紫菜、海帶、裙帶菜、海苔等。
4. 宜使用粗鹽或加碘食鹽。
5. 慎食黃豆製品、不宜多吃，並嚴格避開原豆。其成分會抑制碘的吸收，造成碘缺乏。
6. 避免吃樹薯，也會加重碘的缺乏。

甲狀腺腫大的現成食譜

食養分類	食譜推薦
食養飲料 A1、A2	· 海帶薑湯 · 菊花糖蜜水 · 魚腥草茶 · 魚腥草薄荷茶 · 糙米清湯 · 牛蒡清湯 · 蓮藕湯 · 淡竹葉葫瓜湯 · 五行蔬菜湯
食養果菜汁及水果 B1、B2、水果 1、水果 2	· 五汁飲 · 淨血蔬果汁 · 鳳梨蘋果汁 · 西瓜水梨汁 · 番茄原汁 · 蘆筍泥 · 左手香柳橙汁 · 胡蘿蔔蘋果汁

食養驗方 （糙米茶或綠汁加營養補充品） C1、C2	·小麥草汁
食養三餐（生加熟食） D1、D2	（無特別限制）

13

過敏

十三、過敏

過敏的症狀表現非常廣，包括耳鳴、耳朵癢、打噴嚏、鼻塞、鼻涕倒流、眼睛癢、異位性皮膚炎、蕁麻疹等等。這些症狀可能互相轉換，但原則上，有過敏體質的人應該藉著強化體質來改善過敏，而不只是針對症狀作緩解。

過敏不是靠著單一療法就能解決的症狀，至少必須從食物、室內環境及運動等三方面著手，也會隨著各病的誘發原因不同，而有不同的預防重點。例如過敏性鼻炎受塵 誘發的機率較大；皮膚炎與食物關係較強；而氣喘受天氣變化影響較直接。但其中氣喘可能是過敏的一種表現，也可能不是過敏，而是呼吸道敏弱的結果，所以本書將氣喘放在呼吸道的單元來解釋。

總之，改善過敏體質不宜頭痛醫頭，腳痛醫腳，因為過敏的症狀是可能轉移的，例如皮膚過敏好轉，但變成鼻子過敏，或眼睛過敏等症狀，要從整體的觀念來改善體質，不要只著眼於症狀本身。所以治療過敏體質的重點，初期可先用食療改善急性症狀，但治本之道是改善腸胃功能，及提升自癒力。

在症狀發作時，需瞭解皮膚過敏、鼻子過敏、氣喘的特色都有不同，防護重點也略有差異，宜一邊控制病情一邊強化體質、雙管齊下。在實行上，還是要以減少易過敏食物、淨化環境、吃抗發炎與抗氧化食物、改善紅血球的健康度為重點。這樣持之以恆至少半年，應可見到明顯改善。

皮膚過敏、皮膚癢

皮膚癢只是一種症狀，其背後的成因非常多種；如果長期有皮膚癢的問題，就必須抽絲剝繭去找出真正的原因，再對症下藥才能治本。

常見的皮膚過敏、皮膚癢的情況如下：

常見狀況	原因
皮膚過敏、皮膚癢	若為過敏，其常見的特徵主要是發癢，或伴有紅腫、乾屑、水泡等症狀。之所以會過敏，大多是接觸到過敏原，包括花粉、灰塵，或是藥物、食物、化學物質、金屬、昆蟲動物毛屑、物理性因素（熱、冷、壓力大、運動過度、日光曝曬過久）等等。 但還有其他因素可能誘發皮膚癢，如疥瘡感染、疾病、精神因素、毒品成癮、缺乏維生素等等，也曾有人皮膚搔癢，經診斷發現是惡性腫瘤復發的病徵。所以在皮膚癢的背後，常伴有更深層的因素，必須要先求醫診斷，對症治療才有效。
蕁麻疹	當皮膚因發炎、發癢而形成鱗狀物時，就是濕疹，它屬於皮膚過敏的一種，可分為急性和慢性。病因尚未明確，一般認為與過敏體質有關。急性皮疹如經適當治療，可在一至二週內治癒。如果治療不當、反覆發作，就會轉變成慢性，病程便會拖延數月至數年之久。 濕疹的發生原因不外乎皮膚發炎、細菌、黴菌、病毒感染所引起的；除此之外，過敏也會誘發濕疹，例如在太陽底下曬太久，毛織品、清潔劑等化學性物品的刺激。 蕁麻疹是典型的第一型過敏反應，分成急性、慢性兩種。因為食物中的蛋白使人體產生一種 E 型免疫球蛋白，它們一旦與過敏原結合，便會誘發肥大細胞（mastcells）釋放出組織胺（histamine），使血管擴張、皮膚紅腫與癢感。簡單地說，一定是有特定過敏原出現才會引起過敏反應。
異位性皮膚炎	異位性體質是對某種物質有過敏現象，為一種遺傳疾病。異位性皮膚炎的致病機轉尚未明確，可能與免疫系統有關，且常常與氣喘、過敏性鼻炎或蕁麻疹等疾病同時發生在同一家族中，一般認為，因遺傳而得到過敏體質是主要病因。

皮膚過敏、皮膚癢的食療原則

分類	綠燈（常吃或可多吃）	黃燈（節制食用）	紅燈（忌食）
種類	・對皮膚特別有益的蔬果 ・富含維生素 B 群的食物 ・綠豆、紅棗、黑芝麻 ・小麥胚芽、蕗蕎、葵瓜子、無花果 ・清熱解毒食物 ・益生菌、乳酸菌 ・葡萄、葡萄籽	・薑、麻油 ・蛋、花生、牛奶、乳製品、黃豆、核果、魚、甲殼類、小麥 ・深海魚油、亞麻仁（籽）油 ・麥類	・食品添加物、基因改造的食品 ・容易引發過敏的水果 ・竹筍、茄子、南瓜、芋頭
說明	・對皮膚特別有益的蔬果包括絲瓜、蓮藕、地瓜葉、西瓜、釋迦、柳橙、香吉士、奇異果、番石榴、木瓜、蘋果。 ・富含維生素 B 群的食物，如綠色蔬菜、芹菜、豆類、芝麻、香菇、乾果等。 ・生津潤腸、潤膚養血的食物可多吃，如綠豆、紅棗、黑芝麻。 ・維生素 B_6 缺乏易造成皮膚異常、發炎，建議可增加維生素 B_6 含量高的食物，如小麥胚芽、蕗蕎、葵瓜子、無花果等。 ・宜吃清熱解毒食物，例如綠豆、薏仁、空心菜、瓜類、黃豆芽、莧菜、魚腥草等。 ・富含維生素 A、C、E 的抗氧化食物，或高濃度保健食品。 ・補充含有前花青素（OPC）的食物，如葡萄、葡萄籽，或營養補充品，有助改善過敏。	・過敏者大多為寒性體質，寒性者可將生薑、麻油入菜，可改善體質。多喝薑湯。 ・少吃蛋、花生、牛奶、乳製品、黃豆、核果、魚、甲殼類、小麥等為高過敏性食物，盡量避免攝取。 ・攝取足夠的 Omega-3 脂肪酸，以增加皮膚的潤滑及對抗發炎的能力，包括深海魚油、亞麻仁（籽）油，有強大的抗敏效果。 ・嚴重過敏者不宜以麥類為主食。	・容易引發過敏的水果，有鳳梨、番茄、奇異果、芒果、草莓。但每個人的過敏原不同，還是要經過實際測試，再觀察結果最為準確。 ・過敏體質不宜多吃的蔬菜，如竹筍、茄子、南瓜、芋頭等。
調理重點	1. 皮膚過敏與食物最有關，要先嚴格控管飲食，全面性避開有可能引起過敏的食物；再補充富含維生素 A、B 群、C、E 的食物，及潤膚養血、抗氧化食物。 2. 建議減少葷食比例，最好實行食養二分法至少半年。 3. 強力推薦過敏者嘗試果菜汁斷食法[1]。		

1 請見本書第一冊《總論篇》P.72。

皮膚過敏、皮膚癢的現成食譜

食養分類	食譜推薦
食養飲料 A1、A2	．宜喝濃茶。在皮膚癢的急症發生時，可沖泡略濃的綠茶或烏龍茶，趁熱喝下 500c.c.，小孩可減量飲用。30 分鐘後再喝一杯，並躺下休息。 ．多喝烏龍茶。 ．多喝綠茶。 ．熱性體質→多喝魚腥草茶 ．寒性體質→黃耆紅棗枸杞湯、薑湯 ．魚腥草紅棗湯 ．魚腥草薄荷茶
食養果菜汁及水果 B1、B2、水果 1、水果 2	．抗敏精力湯 ．富含維生素 B 群的水果，如香蕉，適合多吃。 ．維生素 C 含量豐富的水果，可多吃。 ．水蜜桃生津潤腸、潤膚養血，可多吃。 ．胡蘿蔔蘋果汁 ．高 C 果汁 ．胡蘿蔔原汁 ．葡萄原汁
食養驗方 （糙米茶或綠汁加營養補充品） C1、C2	．多喝醋飲，如水果醋飲。
食養三餐（生加熟食） D1、D2	．早餐可常吃薏仁綠豆粥

輔助療法

1. 很多人的過敏與後天的飲食不當有關係，這類人特別建議採用果菜汁斷食法[2]，加速排除體內毒素。過敏者只要進行果菜汁斷食，調整期甚至不需要長達 4～6 個月，根據經驗，往往

2　請見本書第一冊《總論篇》P.72。

1～3 個月就能看到明顯的改善，所以我強力推薦過敏者嘗試。時間上可做 1～3 天斷食，而 7～10 天的效果更佳！

2. 寒性體質的過敏者，三餐的生食部分可加薑絲來中和食物的寒性。
3. 有過敏體質的女性在懷孕時，必須全程嚴格忌口，降低把過敏遺傳給子女的機率。
4. 避免吃易引起過敏的食物，尤其是孕婦、產婦；而新生兒最好能餵食母乳到一歲以上，可強化寶寶的免疫機能。
5. 女性朋友可能會有私密處搔癢的問題，建議洗澡前先稍微清洗下體，再以 39～40 度的熱茶湯放入小盆，以坐浴方式浸泡 10 分鐘再洗澡。連續十天便可解決搔癢問題。
6. 晨跑可改善過敏體質。
7. 硫磺溫泉可改善膚質。
8. 使用溫和的中性清潔劑。
9. 急性發作時可用酒精棉片止癢。
10. 皮膚癢忌用手抓，破皮容易細菌感染。建議到藥局買單片包的酒精棉片擦在患部，就能快速殺菌、止癢。或熬煮高濃度熱茶湯，裝入小玻璃瓶，等需要時用乾淨棉花棒沾取、塗在患部，也能止癢。

鼻過敏

鼻過敏是相當常見的毛病，在濕熱的台灣有 98%以上的過敏，是由塵蹣引起；過敏與個人體質有關，而過敏者對不同的過敏原具有不同程度的反應，一般來說，塵蹣、灰塵、蟑螂、花粉、食物等等是常見的過敏原。

鼻過敏的食療原則

1. 寒性體質的過敏者，三餐的生食部分可加薑絲來中和食物的寒性。
2. 過敏體質不宜多吃的蔬菜：竹筍、茄子、南瓜、芋頭。
3. 嚴重過敏者不宜以麥類為主食。
4. 有過敏體質的女性在懷孕時，必須全程嚴格忌口，降低把過敏遺傳給子女的機率。
5. 產婦也要避免吃易引起易過敏的食物；而新生兒最好能餵食母乳到一歲以上，可強化寶寶的免疫機能。
6. 忌菸、酒。
7. 忌易引發過敏食物。
8. 忌食炸、煎、燻、烤、刺激性食物。

鼻過敏的現成食譜

食養分類	食譜推薦
食養飲料 A1、A2	・每天下午三點以前，喝熱茶湯、烏龍茶或綠茶至少1200c.c.。 ・下午 3 點以後改喝魚腥草紅棗湯至少 1200c.c. ・魚腥草茶 ・魚腥草薄荷茶 ・烏龍茶 ・綠茶 ・止喘湯（針對氣喘患者） ・黃耆紅棗枸杞湯

食養果菜汁及水果 B1、B2、水果 1、水果 2	·胡蘿蔔原汁 ·蘋果原汁 ·胡蘿蔔蘋果汁 ·高 C 果汁 ·葡萄原汁 ·過敏體質不宜多吃芒果、草莓、奇異果、鳳梨。
食養驗方 （糙米茶或綠汁加營養補充品） C1、C2	·卵油
食養三餐（生加熟食） D1、D2	（無特別限制）
其他療法或叮嚀	1. 避免吸入二手菸等刺激性氣體。 2. 室內勿置放盆栽，以防孳生過敏原。 3. 屋內不使用地毯、布窗簾或沙發，不飼養寵物。 4. 晨間慢跑 30 分鐘是改善鼻炎的好運動，能提升抵抗力、降低過敏機率。剛開始進行時記得戴上口罩，減少冷空氣的刺激；經過 7～10 天的適應，再依狀況摘除口罩。 5. 可利用洗鼻器和蒸臉器進行鼻腔保養，兩者隔日輪流使用。 6. 洗鼻器 7. 將 38～40 度的生理食鹽水，從左鼻灌入、右鼻流出，持續 3～5 分鐘，再換側清洗。洗鼻器可到西藥房或醫療器材購買。 8. 蒸臉器是許多女性朋友必備的美容道具，可用來改善鼻炎。將魚腥草紅棗湯過濾後，裝入蒸臉器。開電源後讓鼻子透過蒸氣，吸入魚腥草精油，進行約 20 分鐘。

14

骨、關節疾病

十四、骨、關節疾病

骨質疏鬆症

三十歲以後，因為雌激素分泌逐漸減少的關係，骨質就會開始以每年約 0.5～1%的速度流失；女性在停經後，流失的速度更快，每年約 2～3%。骨質含量逐漸減少，直到骨頭變得疏鬆脆弱，無法支撐身體的重量，如果發生意外跌倒，就很可能斷裂或骨折。最常骨折的部位是脊椎、髖骨、腕關節。

骨質疏鬆症的食療原則

想控制骨質疏鬆症，在飲食上要配合的事項如下：

1. 少喝咖啡。
2. 飲食少鹽、少糖。
3. 少抽煙，最好戒煙。
4. 適量飲酒勿過量，每天約 100～150c.c.對骨骼是好的，太多就不利。

改善骨質疏鬆的飲食建議

餐次	食材	小叮嚀
早餐前半小時	蜂王漿	也可喝三合一蜂王漿，空腹喝吸收率最高。

早餐	薏仁、山藥	若用日本山藥的話，生食的酵素比熟食更好。本土山藥一定要煮過，才能去除易過敏物質。
三餐配菜	常吃牛蒡、黃豆製品	新鮮、未炸或曬過的豆腐皮，有助促進荷爾蒙分泌。
調味品	醋、糖蜜	常在食物中酌加醋，可促進食物中的鈣溶出。 糖蜜：高鈣、高鐵、微量元素多。

改善骨質疏鬆的營養素建議

補充營養素	食材	小叮嚀
鈣	黑芝麻、優酪乳、油菜、紫菜、香菜、堅果類、黑木耳、海帶、大豆製品	黑芝麻可添加在飯裡一起煮，不會受高溫破壞。熱性體質要用生芝麻；寒性體質用炒過的。 每天吃一或兩次優酪乳、優格，加上黑芝麻與糖蜜。每吃三天後停一天，長期這樣吃，對病情有幫助。
錳、鎂、硼	蘿蔔嬰、蘋果、葡萄、堅果、雞蛋、綠色蔬菜	（無特別叮嚀）
酵素	鳳梨汁、木瓜	鳳梨吃多了會傷嘴內黏膜、傷胃，榨成汁才能大量攝取。胃弱的人可改吃木瓜。
維生素 D	曬過的香菇、曬過金針菜、曬過的蘿蔔乾	在溫和的陽光下日曬也能製造維生素 D。 維生素 D 每天建議補充 220IU。

骨質疏鬆症的現成食譜

食養分類	食譜推薦
食養飲料 A1、A2	．菊花糖蜜水 ．菊花枸杞湯 ．三合一蜂王漿 ．黃耆紅棗枸杞湯 ．牛蒡薑湯 ．牛蒡清湯

食養果菜汁及水果 B1、B2、水果 1、水果 2	‧高鈣精力湯 ‧回春精力湯 ‧三寶胡蘿蔔汁 ‧高 C 果汁 ‧鳳梨蘋果汁 ‧胡蘿蔔腰果熱湯 ‧多吃含錳、鈣、鎂、硼的水果，例如葡萄、蘋果。
食養驗方 （糙米茶或綠汁加營養補充品） C1、C2	‧五穀黑芝麻奶 ‧山藥芝麻豆奶 ‧酵素稀釋液 ‧補血優酪乳 ‧可補充維生素 D。
食養三餐（生加熟食） D1、D2	（無特別限制）
其他療法或叮嚀	1. 多做運動，養成運動習慣。 2. 食物中加些醋，可以幫助食物中的鈣釋出；特別是晚餐時，因為夜間睡眠時為了獲取足夠的鈣質，血液會從骨頭中索取鈣，所以晚間補充鈣的攝取，對病況有益。 3. 避免偏食、營養不良造成體內雌激素減少，會影響鈣的吸收。 4. 避免食用過多肉類、加工食品、高鹽、高脂肪食物、甜食，會阻礙鈣質吸收。 5. 含草酸豐富的食物（如菠菜），不能與含鈣量豐富的食物一起吃，會減少鈣質吸收。

退化性關節炎

致病機轉是軟骨退化，產生骨刺或骨質增生，引發痛、腫、麻、僵硬、活動困難等症狀；且在一段時間不活動後，症狀反而更明顯。

其病因包括關節長期過度負重、女性荷爾蒙的改變、遺傳、肥胖、老化等等，另外，關節曾受過傷、韌帶鬆脫、細菌感染、痛風、曾做關節手術等等，都有可能。

退化性關節炎的食療原則

1. 以低熱量的均衡飲食為原則，選擇纖維量多且體積大者，如青菜、穀類；油脂少者，如去皮瘦肉、豆漿、蛋白。
2. 攝取減緩發炎的飲食，特別是含 Omega-3 脂肪酸的食物，有助於減緩發炎。最佳的來源是深海魚，如鮭魚、鮪魚、鰹魚等。素食者可從亞麻仁籽或亞麻仁油中獲得。
3. 多吃含有膠原蛋白、軟骨素的食物，有助於關節軟骨修復，如雞爪、蹄筋、貝類、小魚乾等。
4. 生物類黃酮可加強關節內膠原蛋白的結締能力，加速關節復原，可多吃柑橘、綠茶及全穀類。
5. 少吃易引起發炎、上火的食物。
6. 多吃富含維生素 A、C、E 的食物、補充品，可抗氧化、減緩自由基對細胞的侵害。

退化性關節炎的現成食譜

食養分類	食譜推薦
食養飲料 A1、A2	・魚腥草紅棗湯 ・艾草紅棗湯
食養果菜汁及水果 B1、B2、水果 1、水果 2	・關節痠痛者，香蕉不要吃太多。 ・可多吃柑橘類
食養驗方 （糙米茶或綠汁加營養補充品） C1、C2	・明日葉柳橙汁
食養三餐（生加熟食） D1、D2	（無特別限制）

其他療法或叮嚀	避免過度使用關節，特別是下肢的關節。所以不能過胖，且要適當鍛鍊膝關節附近的股四頭肌，適當運動，可減緩關節不適。

五十肩

五十肩，又稱為冰凍肩、肩周炎，或黏性肩關節囊炎，較易發生於五十歲左右的人，所以稱為五十肩。它多數的情形是在受傷或手術後，因病人怕痛而缺乏運動，經過一段時間後出現關節痠痛、手抬不高等症狀。這是因為肩關節附近已經出現沾黏，使肩膀活動角度變小，所以才會有疼痛感，並讓許多動作受到限制，即為所謂的冰凍肩。

五十肩的食療原則

1. 少葷多素，最好遵行食養二分法。
2. 熟食全餐中的五大類食物要吃足。
3. 多吃排水除濕的食物，可幫助細胞保持活性，像是冬瓜、綠豆、蘿蔔、薏仁。
4. 勿以中藥材胡亂進補。
5. 避免刺激性、油膩食物。
6. 忌食煎、炸、燻、烤、烘焙食物。

五十肩的現成食譜

食養分類	食譜推薦
食養飲料 A1、A2	・魚腥草薄荷茶 ・艾草紅棗湯（要去掉紅棗的籽）

食養果菜汁及水果 B1、B2、水果 1、水果 2	・胡蘿蔔蘋果汁 ・五汁飲 ・關節痠痛者，香蕉不要吃太多。 ・減少生冷、寒性的水果，如瓜類的香瓜、哈密瓜、西瓜及葡萄柚。
食養驗方 （糙米茶或綠汁加營養補充品） C1、C2	・絲瓜粉
食養三餐（生加熟食） D1、D2	・五穀奶 ・苜蓿芽生菜沙拉 ・木瓜薏仁湯
其他療法或叮嚀	1. 做好肩部的保暖，勿讓冷風侵入。 2. 外敷舒緩、復健運動、飲食調理不可偏廢，要有耐心地持續做。

15

泌尿系統疾病

十五、泌尿系統疾病

尿道炎、膀胱炎

尿道炎指的是膀胱至尿道出口處的尿管，因細菌感染發炎。膀胱炎是膀胱的組織受到細菌感染。

尿道炎是一種十分常見的泌尿道感染，男女都會發生，但女性發生的機率會高於男性許多，主要是因為女性的短，所以細菌容易直上膀胱，再逆流而上到達腎臟。

尿道炎又分為淋病性尿道炎和非淋病性尿道炎兩種。前者是淋病雙球菌的感染造成，是一種性病；後者是由披衣菌的感染造成的，是最常見的尿道炎，而肛門內的腸道細菌大腸桿菌也是成為百分之八十的尿道炎的罪魁禍首。

尿道炎發生後會有尿頻、小便赤痛灼熱、尿液混濁甚至帶血、小腹脹痛（近恥骨位置，這顯示膀胱發炎）如果有發熱、腰痛、作嘔、嘔吐，顯示腎臟可能受到感染。男性如果受到感染時，尿道口常有明顯的膿性分泌物，合併有排尿灼燒感、尿道疼痛和尿道搔癢等症狀，俗稱中鏢。女性常會合併膀胱炎、子宮頸炎等症狀。

尿道炎發生，通常西醫是開抗生素的藥來治療，病人不應中途停藥，否則細菌可能產生抗藥特質，那就得需要更長期服用較強力的藥物，才能把細菌徹底清除。食療會根據個人體質辨證，通常預後良好，也不會有抗藥性的問題。若經常反覆感染，可長期頻繁以食療來調理，效果更好。

尿道炎、膀胱炎的食療原則

分類	綠燈（常吃或可多吃）	黃燈（節制食用）	紅燈（忌食）
種類	・含生物類黃鹼素的蔬果 ・清熱利尿食物 ・每日飲水量宜 2500c.c. 以上。	・經期婦女、更年期婦女可吃蔓越莓等食物改善。 ・男性尿道炎，可喝胡蘿蔔蘋果汁、五汁飲改善之。	・忌辛辣刺激性食物 ・忌炸煎、燻烤、酒、糖類食物 ・高脂肪食物 ・忌易脹氣食物 ・溫補藥物
說明	・富含生物類黃鹼素的蔬果，如西瓜、蘋果、檸檬、木瓜、甜瓜等。 ・清熱利尿食物，如空心菜、莧菜、冬瓜、冬瓜子、大黃瓜、葫蘆、昆布、薏仁、綠豆、魚腥草、淡竹葉、苜蓿芽等。	・經期的婦女，可吃蔓越莓果汁，改善尿道感染。 ・更年期的婦女，宜多吃蜂王漿、牛蒡、薏仁、當歸、榴槤、大豆、山藥等，補充荷爾蒙的食物。	・易脹氣食物，如地瓜、黃豆、芋頭、黃豆製品、蠶豆、五香豆、牛奶等。因泌尿系統感染導致小腹脹痛者，吃了這類食物易使排尿更加困難。 ・溫補藥物，如乾薑、鹿茸、十全大補湯等，以免導致病情加重。
調理重點	除了注意飲食之外，搭配適當的睡眠與休息也很重要，可提升免疫力。		

尿道炎、膀胱炎的現成食譜

食養分類	食譜推薦
食養飲料 A1、A2	・車前草茶 ・淡竹葉茅根湯 ・魚腥草玉米鬚茶 ・魚腥草茶 ・魚腥草紅棗湯 ・蓮藕湯 ・淡竹葉葫瓜湯 ・利尿冬瓜湯 ・魚腥草薄荷茶

食養果菜汁及水果 B1、B2、水果 1、水果 2	．左手香柳橙汁 ．消炎精力湯 ．西瓜水梨汁 ．五汁飲 ．淨血蔬果汁 ．高 C 果汁 ．蓮藕生汁 ．番茄原汁 ．忌燥熱水果，如櫻桃、龍眼、荔枝、榴槤、釋迦、黑棗、桃子、板栗等。
食養驗方 （糙米茶或綠汁加營養補充品） C1、C2	．明日葉柳橙汁
食養三餐（生加熟食） D1、D2	．海藻菇類湯

尿失禁

尿失禁分為兩種，第一種是因為懷孕或生產，造成膀胱頸的筋膜及韌帶鬆弛，使膀胱頸的位置往下掉，當腹壓增加時，尿道無法完全緊閉，尿就應力而出。第二種，急迫性尿失禁，因膀胱肌肉在不自主的情況下發生收縮，特別是受到刺激時，例如聽到流水聲、過度漲尿或咳嗽時，就產生尿失禁。

尿失禁的食療原則

1. 均衡飲食，攝取足夠的蛋白質，胺基酸有助於肌肉的生成，幫助強化膀胱肌肉。
2. 攝取鈣含量高的食物，素食者可多攝取深綠色葉菜、杏仁、糖蜜；鈣離子可協助控制膀胱痙攣。
3. 避免咖啡、茶、啤酒等刺激性飲料，其利尿作用，會增加尿失禁機率。

4. 勿減少飲水量，以減少飲水量來控制尿失禁，反而容易造成泌尿道感染。每天至少喝 2000c.c.以上，但在外出前兩小時及睡前兩小時需減少水分攝取。

尿失禁的現成食譜

食養分類	食譜推薦
食養飲料 A1、A2	・牛蒡紅棗湯 ・玉竹茶 ・黃耆紅棗枸杞湯 ・魚腥草茶 ・魚腥草紅棗湯 ・蓮藕湯 ・淡竹葉葫瓜湯 ・利尿冬瓜湯 ・魚腥草薄荷茶
食養果菜汁及水果 B1、B2、水果 1、水果 2	・西瓜水梨汁 ・五汁飲 ・淨血蔬果汁 ・高 C 果汁 ・蓮藕生汁 ・番茄原汁
食養驗方 （糙米茶或綠汁加營養補充品） C1、C2	（無特別限制）
食養三餐（生加熟食） D1、D2	（無特別限制）
其他療法或叮嚀	1. 做凱格爾運動（KegelExercise）。這是一種利用解一點點小便，然後把小便憋住的動作，來熟悉骨盆底肌肉收縮的骨盆體操，能改善尿失禁。 2. 適當的運動，並避免做一些過度增加腹壓的動作，如提重物、劇烈運動、用力解便等。

攝護腺腫大、發炎

攝護腺（prostate），又稱為前列腺，是男性才有的器官。攝護腺炎（Prostatitis）是指發生於攝護腺組織的炎症。攝護腺位於膀胱前方，所以叫攝護腺，攝護腺分泌精液，所以中醫稱攝護腺為精門。

攝護腺位於膀胱出口與尿道交接地方，是男人的尿路及精路的交合處，內有尿道和兩條射精管穿過。攝護腺有三大作用：尿通過、精液通過、製造及分泌攝護腺液。攝護腺障礙包括攝護腺炎、攝護腺肥大和攝護腺癌，這些都是攝護腺最常見的疾病，三者統稱為男人病。

攝護腺腫大

因為荷爾蒙改變，男人在五十歲後攝護腺容易變大，五十歲後的男人高達八成有此病，與內臟機能老化有很大的關係。也與泌尿道感染、過度勞累、循環不良、長時間憋尿、壓力、過量菸酒、性生活過度、飲食不當等等因素有關。若放任病情惡化下去，最嚴重可能引起膀胱結石、發炎，甚至因腎功能衰竭而引起尿毒症。

攝護腺發炎

攝護腺炎主要有兩種感染來源，一種是細菌或其它病原有的感染，另一種是血液循環不良引起淤血性攝護腺炎。攝護腺發炎並不會直接影響性能力，但有可能因為勃起所產生的不適感而讓患者失去性趣，甚至會出現早洩的現象。

攝護腺炎不容易治療好，主要原因是因攝護腺發炎的病理變化不同，治療方法各不同，且攝護腺是一個腺體組織，使許多抗生素或殺菌劑不易進入攝護腺發揮殺菌的功能，再加上患者通常沒耐心接受治療，這些都會使得病情不易痊癒。

攝護腺腫大、發炎的食療原則

分類	綠燈（常吃或可多吃）	黃燈（節制食用）	紅燈（忌食）
種類	．多攝取鋅含量高的食物 ．每天宜吃 20～30 粒（非炒過或烘焙過的）南瓜籽 ．增加生食的比例 ．常吃促進荷爾蒙分泌的食物。	（無特別限制）	．菸酒 ．辛辣、刺激、肥膩食物
說明	．當攝護腺腫大或發炎時，對攝護腺有利的鋅含量會減少，所以要補充鋅這種微量元素，以促進其功能恢復。 ．多攝取鋅含量高的食物，如南瓜、南瓜籽、核桃、松子、腰果、花生、栗子、小麥胚芽、啤酒酵母等。 ．每天宜吃 20～30 粒南瓜籽，長期食用可改善病況。炒過或烘焙過的南瓜籽過於燥熱，不適合患者食用；應選自然日曬過的，且每次以 20～30 粒為佳，吃太多易上火。 ．三餐請盡量增加生食的比例，養分才足夠。 ．牛蒡、山藥、當歸可促進荷爾蒙分泌，可常吃。		
調理重點	一旦有此情況，需積極調整不當的生活作息，並採取健康飲食，控制住發炎的程度。		

攝護腺腫大、發炎的現成食譜

食養分類	食譜推薦
食養飲料 A1、A2	・三合一蜂王漿 ・桑葉湯 ・黃耆紅棗枸杞湯 ・糙米清湯 ・牛蒡薑湯 ・山藥豆奶 ・粉藤湯 ・綠茶通草湯 ・綠茶蓮花湯
食養果菜汁及水果 B1、B2、水果 1、水果 2	・南瓜籽精力湯 ・藥草精力湯（可用桑葉湯取代水來打精力湯） ・高 C 果汁 ・胡蘿蔔蘋果汁 ・鳳梨蘋果汁 ・回春精力湯 ・淨血蔬果汁 ・多吃含鋅水果，像是蘋果。 ・體寒者可適量吃榴槤，是促進荷爾蒙分泌的水果。
食養驗方 （糙米茶或綠汁加營養補充品） C1、C2	・小麥胚芽、啤酒酵母含鋅量高，可常補充。 ・可常補充蜂王漿、蔬果酵素。
食養三餐（生加熟食） D1、D2	・早餐推薦吃薏仁綠豆消腫湯加南瓜籽精力湯。
其他療法或叮嚀	1. 忌性活動過於頻繁，以防止攝護腺的反覆充血，誘發炎症。 2. 宜常作收腹提肛動作，吸氣時縮小腹同時提肛（縮緊肛門），呼氣時再放鬆。早晚各連續做 100 次，可以鍛鍊下腹部的肌肉群，對攝護腺會有很大的幫助。 3. 天氣寒冷時，會造成排便不順，要設法保暖。 4. 勿熬夜。 5. 不可忍尿，忍尿讓膀胱的尿太滿，容易造成感染。 6. 多用熱水坐浴、常走路，都有助於改善病況。 7. 勿騎腳踏車。

頻尿

頻尿可能是因為大量飲水、排汗減少、喝了有利尿作用的咖啡、酒或食物等；也可能是有糖尿病，或是腦下垂體病變引起的尿崩症。另外，如果解尿解不乾淨，餘留在膀胱內的尿過多，則膀胱很快就會充滿而又有尿意，自然也會頻尿，解尿解不乾淨的原因，可能是膀胱收縮無力或膀胱出口阻塞、攝護腺肥大、尿道狹窄等等，使膀胱出口阻塞。

頻尿的食療原則

1. 均衡飲食，攝取足夠的蛋白質。胺基酸有助於肌肉的生成，可幫助強化膀胱肌肉。
2. 攝取鈣質含量高的食物。素食者可多攝取深綠色葉菜、杏仁、糖蜜等，因鈣離子可協助控制膀胱痙攣。
3. 因膀胱炎所造成的頻尿，可多將綠茶、山楂加入飲食中。
4. 攝護腺肥大所造成的頻尿，可使用南瓜籽來改善。

尿失禁的現成食譜

食養分類	食譜推薦
食養飲料 A1、A2	‧蓮藕湯 ‧魚腥草茶 ‧魚腥草紅棗湯 ‧蓮藕湯 ‧淡竹葉葫瓜湯 ‧利尿冬瓜湯 ‧魚腥草薄荷茶 ‧因膀胱炎所造成的頻尿，可多喝綠茶。

食養果菜汁及水果 B1、B2、水果 1、水果 2	‧西瓜水梨汁 ‧五汁飲 ‧淨血蔬果汁 ‧高 C 果汁 ‧蓮藕生汁 ‧番茄原汁
食養驗方 （糙米茶或綠汁加營養補充品） C1、C2	（無特別限制）
食養三餐（生加熟食） D1、D2	‧糙米黑芝麻栗子飯
其他療法或叮嚀	忌憋尿。每天至少飲水 2000c.c.以上，但在外出前兩小時及睡前兩小時，需減少水分攝取。

16

眼、耳、鼻、頭疾病

十六、眼、耳、鼻、頭疾病

頭痛

引起頭痛的原因很多，可能是疾病，但大多數是暫時性的，例如心理壓力、飲食不當、過敏、睡眠不足、氣溫驟變等。少部分則比較嚴重，是疾病發出的警訊，例如高血壓、腦瘤、支氣管炎、眼睛、鼻子、肺炎、扁桃腺炎、急性腸炎等等。要找出頭痛的真正原因，才能真正根治頭痛；在根治之前可針對頭痛的屬性來以食療緩解症狀。

一般可用症狀來判斷頭痛屬於熱症或寒症，特徵差異如下：

1. 熱性頭痛：大多有脹痛感，或是面紅耳赤、眼白有血絲，或體溫偏高、發燒，或口乾舌燥、便秘，或舌苔厚、偏濁黃色等。
2. 寒性頭痛：疼痛並不限於頭部，連後頸、背部也都感到疼痛，而且很怕吹到冷風，一吹風就頭痛得更厲害了。而舌苔會變得很白。

頭痛的食療原則

1. 頭痛只是一種症狀，原因可能是某種疾病，也可能只是體內寒熱不平衡。要找到病因才能根治，但可藉食療來緩解。
2. 熱症、寒症的症狀很明顯不同，食療的原則是熱症要多吃寒涼的食材來平衡；相反地，寒症要多吃溫熱食材來平衡。
3. 建議多食用水果來平衡，水果的營養素未經高溫破壞，比水煮過的蔬菜更適合用來促進新陳代謝、提升內臟機能。而水果並不都是寒、涼性質，只要選對了適合體質屬性的水果，就能獲取豐富的營養。水果的屬性請參見第一冊的表三、四[1]。

4. 少吃富含酪胺酸的食物。如奶酪、巧克力、牛奶、乳酸飲料及醃制的沙丁魚、鵝肝等食物。
5. 忌生冷、煎、炸、燻、烤、烘焙、甜、刺激性食物。
6. 勿食亞硝酸鹽的食品。如香腸、熱狗、火腿、臘肉等醃燻肉類、加工肉品及含味精多的食品。

頭痛的現成食譜

食養分類	食譜推薦
食養飲料 A1、A2	熱性頭痛 ・菊花糖蜜水 ・魚腥草薄荷茶 ・魚腥草紅棗湯 寒性頭痛 ・魚腥草紅棗湯 ・黃耆紅棗枸杞湯 ・艾草紅棗湯 ・紅糖薑湯 ・艾草老薑湯
食養果菜汁及水果 B1、B2、水果 1、水果 2	・五汁飲（適用熱性頭痛） ・淨血蔬果汁 ・三寶胡蘿蔔汁 ・高 C 果汁 ・胡蘿蔔蘋果汁 ・熱性頭痛多吃寒涼性水果，寒性頭痛吃溫熱性水果。 ・少吃富含酪胺酸的水果，例如西紅柿、柑橘類水果。

1　請見第一冊《總論篇》P.42。

食養驗方 （糙米茶或綠汁加營養補充品） C1、C2	・熱性頭痛者，忌燥熱性營養品，如小麥胚芽、啤酒酵母、芝麻粉等，以免上火，會使頭痛更嚴重。
食養三餐（生加熟食） D1、D2	・熱性頭痛可吃桑菊豆鼓粥。 ・寒性頭痛可吃防風粥
其他療法或叮嚀	長年的頭痛，建議使用三天的果菜汁斷食法來根治。

梳頭按摩法（按摩表層頭皮）

材料：髮梳 1 把（梳齒不要太密，間距寬一點為佳，梳齒末端不可太尖銳，以免頭皮受傷。）

用法：

1. 用這把髮梳，每天早晚各梳頭 1 次。
2. 從前額梳到後腦，速度勿太快，要慢慢、稍微用力地梳。
3. 整個頭部都要仔細地梳到，兩邊的太陽穴也要梳過。
4. 每次梳頭的時間最好有 10～15 分鐘。

綠豆槌按摩法（按摩深層頭皮）

材料：綠豆 1 斤、長筒毛襪（或厚重棉襪亦可）1 隻

做法：

1. 將綠豆裝入襪子，集中在襪子的底部，上方紮緊，就成了槌子狀。
2. 手握綠豆槌，稍微用力拍擊酸痛的部位。

用法：此方法針對因氣血循環不良導致的頭痛，是有效的，拍打時輕輕地、不宜太用力，早、晚各一次，很快就能被抒解。

白蘿蔔滴液（紓解偏頭痛）

材料：有機白蘿蔔 1 小截、平壓式滴管 1 支

做法：將新鮮的白蘿蔔連皮，用分離式調理機榨出原汁。

用法：拿 1 支滴管，裝滿白蘿蔔汁，頭部略為上仰，將白蘿蔔汁對著單側鼻孔滴 3～5 滴。左邊頭痛，就滴右邊鼻孔；反之亦然。要是整個頭都痛，則輪流滴兩邊鼻孔，而且要慢慢滴，讓白蘿蔔汁自然流進鼻腔，避免嗆到。

小叮嚀：

1. 白蘿蔔汁要現榨現用，不可存放，放久了就無效。
2. 滴管可到藥房購買。
3. 若無分離式榨汁機，可以用力槌爛白蘿蔔，再用乾淨紗布包覆，就能將白蘿蔔擰出汁。

梅乾止痛貼布（緊急舒緩頭痛）

材料：天然梅乾（可在中藥房或生機飲食店購買）、透氣膠帶

用法：先將梅乾去核，弄碎拍扁，然後敷於患部，並用膠帶固定住，貼上 2 小時，頭痛就會慢慢抒解。

小叮嚀：要買品質好的酸梅，也就是沒有添加色素、防腐劑、糖精等人工添加物的梅子，可在生機飲食店或中藥房買到。

頭暈

引發頭暈的原因很多，例如感冒、喝酒過量、飢餓造成的血糖不足、貧血、脫水、焦慮、睡眠不足，或重症之後也會頭暈。有時是因為疾病，例如高血壓、糖尿病、中耳炎等疾病引起。

頭暈有突發性的，也有習慣性的，有些可能是腦部動脈硬化引起的，也有可能是低血壓所導致；然而，高血壓中風前兆也有頭暈的現象。不過，最常見的還是——感冒引起中耳、內耳發炎所產生的失衡現象。

頭暈的食療原則

1. 多吃含維生素 B_6 的食物，如麥片、髮菜、開心果、小麥胚芽、腰果等。
2. 多吃補血食物，如糖蜜、枸杞子、龍眼肉、黃豆、紅棗。
3. 忌食煎、炸、燻、烤、烘焙、辛辣、刺激性的食物。

頭暈的現成食譜

食養分類	食譜推薦
食養飲料 A1、A2	・菊花糖蜜水 ・艾草紅棗湯 ・紅糖薑湯 ・黃耆紅棗枸杞湯 ・菊花枸杞湯
食養果菜汁及水果 B1、B2、水果 1、水果 2	・三寶胡蘿蔔汁 ・高 C 果汁 ・胡蘿蔔蘋果汁 ・五汁飲 ・淨血蔬果汁 ・葡萄原汁 ・葡萄、桑椹補血，可多吃。
食養驗方 （糙米茶或綠汁加營養補充品） C1、C2	・可多吃小麥胚芽
食養三餐（生加熟食） D1、D2	・桂圓蓮子糙米粥
其他療法或叮嚀	1. 常到綠樹下深呼吸，以增加體內含氧量。 2. 忌情緒過於激動，以免病情惡化。

白內障

眼睛裡的水晶體可以調整焦距，當水晶體變得混濁，導致視力障礙，這種現象就是白內障。任何年齡的人都有可能得到，但大部分是發生於機能退化的年長者；若年輕人得到白內障，多半是屬於先天的，也可能是營養失衡或是疾病所引起，如缺乏維生素 C 及 B，或者因本身是糖尿病、夜盲症患者等，都容易得到白內障。

另外，若眼睛受到撞擊而改變了水晶體的結構，眼睛發炎或眼內血液循環不良，同樣也會造成白內障。

白內障的食療原則

1. 多吃含鋅食物，包括南瓜籽、豆製品、花生、芝麻等。
2. 每天吃含維生素 A 的食物，如胡蘿蔔、紅心地瓜、南瓜等。
3. 多吃含維生素 E 的食物，可以保護細胞膜，減少被氧化的機會。如芝麻、黃豆等。
4. 多吃含維生素 C 的食物，可抗氧化、減壓。
5. 多吃含玉米黃質的食物，如枸杞、玉米等。其親水性質，能深入眼睛的視網膜、黃斑部，促進視力健康。
6. 禁吃刺激性食物。
7. 忌菸、酒、咖啡、高糖食物。
8. 忌吃油膩食物，以免引起血脂增高，加重晶狀體的營養障礙。
9. 忌燥熱食物，煎、炸、燻、烤、烘焙食物。
10. 忌長時間在強光下活動，以減少紫外線傷害。

白內障的現成食譜

食養分類	食譜推薦
食養飲料 A1、A2	·菊花枸杞湯 ·決明子綠茶 ·菊花糖蜜水
食養果菜汁及水果 B1、B2、水果 1、水果 2	·枸杞胡蘿蔔汁 ·火龍果明目汁 ·多吃柿子、橘子，其玉米黃質含量高，有益病情。 ·多攝取含花青素的水果，可增加眼睛微血管的循環，例如山桑子、葡萄、藍莓、桑椹等。
食養驗方 （糙米茶或綠汁加營養補充品） C1、C2	·鋅含量高的→啤酒酵母、小麥胚芽 ·補充維生素 E→小麥胚芽
食養三餐（生加熟食） D1、D2	·番茄菠菜湯

青光眼

青光眼，簡言之，就是眼睛的防水排流系統受阻，使得眼球內水樣液不停地蓄積，造成眼壓升高而壓壞視神經，導致視野逐漸縮減，一開始是邊緣兩旁看不見，直到中央視野漸漸模糊，乃至於失明。如果不治療，青光眼便成為永久性的失明。

青光眼的食療原則

1. 忌喝濃茶和咖啡，以免眼壓升高，加重病情。
2. 每次飲水量不宜超過 500c.c.，否則眼壓會升高。
3. 多吃維生素 C 豐富的食物。
4. 多吃安神降火的食物，如紅豆、大頭菜、絲瓜、大豆、花生、紅棗、木耳、山楂、金針菜。

5. 忌吃辛辣刺激食物。
6. 忌菸酒。
7. 蜂蜜可安神降火，可多吃。

青光眼的現成食譜

食養分類	食譜推薦
食養飲料 A1、A2	・決明子綠茶 ・菊花枸杞湯 ・菊花糖蜜水
食養果菜汁及水果 B1、B2、水果 1、水果 2	・胡蘿蔔蘋果汁 ・蜂蜜安神降火，可多吃。 ・多吃維生素 C 豐富的水果。 ・西瓜可降火，可多吃。
食養驗方 （糙米茶或綠汁加營養補充品） C1、C2	・小麥草汁
食養三餐（生加熟食） D1、D2	・雙耳湯 ・炒紅色地瓜葉

飛蚊症

當我們感到眼前出現大小、形狀不同的黑影，會隨眼睛轉動而漂浮，像有蚊子在你面前飛舞，但抓不到也打不著，這就是飛蚊症。

眼球水晶體的後方是一種玻璃狀液體，當年齡邁入四十歲之後，玻璃狀會縮小，眼部組織會有一些碎片浮在視網膜上，隨著液狀的流動而浮動。老年人、糖尿病患者，以及近視超過 400 度以上等，都是飛蚊症的高危險群。

飛蚊症的食療原則

1. 可多吃胡蘿蔔、菊苣、白菜。
2. 多吃富含維生素 C 的新鮮蔬果。
3. 忌吃辛辣刺激之食品。
4. 忌煎、炸、燻、烤食物。
5. 若為糖尿病、高血壓患者，更要嚴控血糖、血壓。

飛蚊症的現成食譜

食養分類	食譜推薦
食養飲料 A1、A2	・菊花枸杞湯 ・決明子綠茶 ・可多喝決明子、枸杞、糖蜜、菊花茶。
食養果菜汁及水果 B1、B2、水果 1、水果 2	・枸杞胡蘿蔔汁 ・火龍果明目汁 ・多吃富含維生素 C 的新鮮水果。 ・可多吃桑椹
食養驗方 （糙米茶或綠汁加營養補充品） C1、C2	（無特別限制）
食養三餐（生加熟食） D1、D2	（無特別限制）
其他療法或叮嚀	太陽光強時，可戴墨鏡或帽子、陽傘，避免眼睛被紫外線直接照射。

視力減退

造成視力減退的原因很多，第一種是因為全身退化性的疾病導致，包括高血壓、糖尿病、慢性腎炎、動脈硬化等，還有老年白內障等；另一種是不正當的用眼，長時間盯住一個目標，如螢幕、書本，這種是工作繁忙造成生活壓力，再加上營養素缺乏所導致的（例如缺乏維生素A或B群易造成眼睛疲勞與附近肌肉麻痺）。

視力減退的食療原則

1. 多吃海帶、紫菜。及富含維生素C、E的蔬菜，如胡蘿蔔。
2. 多吃含鋅高的食物，像是堅果、花生、芝麻、豆製品。
3. 忌辛辣、刺激食品。
4. 忌濃茶和咖啡。

視力減退的現成食譜

食養分類	食譜推薦
食養飲料 A1、A2	・菊花糖蜜水 ・黃耆紅棗枸杞湯 ・菊花枸杞湯 ・西洋蔘茶 ・糙米紅棗湯 ・忌濃茶和咖啡，以免眼壓升高，加重病情。
食養果菜汁及水果 B1、B2、水果1、水果2	・三寶胡蘿蔔汁 ・明目精力湯 ・胡蘿蔔蘋果汁 ・胡蘿蔔腰果熱湯 ・高C果汁 ・火龍果明目汁 ・多吃維生素A含量高的芒果、番茄、柿子。
食養驗方 （糙米茶或綠汁加營養補充品） C1、C2	・洋蔥紅葡萄酒
食養三餐（生加熟食） D1、D2	・番茄菠菜湯 ・三色飯 ・多吃糙米、全麥麵條。

黑眼圈

黑眼圈的成因是靜脈的血液回流不順暢，血液淤滯加上眼睛周圍的皮膚特別薄，所以色暗的靜脈血就讓眼眶呈現出暗色的黑眼圈。

誘發黑眼圈的成因包括：

1. 熬夜、失眠、睡眠不足。
2. 氣血失調或肝功能較差。
3. 經期或懷孕後期。
4. 行房過度。

黑眼圈的食療原則

改善的途徑主要是促進血液循環，並多吃抗氧化食物以加速廢物排除，避免血液淤滯。掃除黑眼圈，內服與外敷不可偏廢。

實行的方法如下：

1. 攝取大量含維生素 C 的水果，或每次劑量在 500mg 以上的高單位維生素 C 補充品。
2. 多吃安神食物，以幫助睡眠品質。包括金針菜（金針花）、洋蔥（炒到半熟）、蓮子等等。
3. 利用鳳梨、蘋果中的酵素來加速清除血液中的血脂肪，有助於血液變清、促進血液循環。
4. 長年的黑眼圈需要調理內臟機能，建議多喝精力湯。

黑眼圈的現成食譜

食養分類	食譜推薦
食養飲料 A1、A2	．金針花湯
食養果菜汁及水果 B1、B2、水果 1、水果 2	．鳳梨蘋果汁 ．高酵素精力湯
食養驗方 （糙米茶或綠汁加營養補充品） C1、C2	．洋蔥紅葡萄酒
食養三餐（生加熟食） D1、D2	（無特別限制）

輔助療法

建議睡前做敲小腿，請參考好眠九招[2]。

暫時消黑眼圈—冰敷法

1. 準備碎冰塊一碗、毛巾一條，將毛巾包覆住冰塊。
2. 將毛巾輕按在眼眶周圍，只要覺得太冰就換個位置按壓。
3. 一邊的眼睛按壓 3 分鐘，結束後另一眼也按壓 3 分鐘。
4. 左、右眼交替冰敷，總共花兩小時，黑眼圈就能消除大半。

眼部 SPA—蓮蓬頭按摩法

洗澡時，運用浴室的蓮蓬頭，將水注開到最強，但使用溫水來衝擊眼眶附近，雙手也對眼眶周圍加強按摩。如果每天洗澡時都能這樣進行 3～5 分鐘，約一個月左右，就能顯著改善黑眼圈。

2　請見本書第一冊《總論篇》P.64。

水果外敷法

這個方法可接續在蓮蓬頭按摩法後面做，效果更好。方法是先選某種性質不刺激皮膚的水果，例如蘋果、火龍果、水蜜桃，都很適合；像是檸檬就不適合。而敏感性膚質更要小心這一點。

把水果切薄片，把薄片外敷在眼眶周圍 15 分鐘，水果內的天然酵素就可透過毛細孔滲至肌膚深層，可促進肌膚組織的新陳代謝，藉此來改善黑眼圈。

耳鳴

耳鳴就是指在沒有外來聲音刺激情況下，依然能聽到聲音。這種現象可能是短暫性的耳鳴，也可能是超過三個月以上的慢性耳鳴。耳鳴的病因複雜，通常長期處在高分貝的環境中，或是常戴耳機的人都，都比較容易有耳鳴的現象。另外，中耳發炎的人也容易引發耳鳴。

耳鳴的食療原則

1. 多吃含鐵豐富的食物，如紫菜含、黑芝麻、黃花菜、黑木耳、莧菜，香菜等。
2. 多吃含鋅蔬菜，如核桃、黃瓜、白菜、蘿蔔等。
3. 常吃有活血作用的食物，如西洋芹、韭菜、黑木耳、山楂、紅葡萄酒等。
4. 忌炸、煎、燻、烤、酒、醣類食物，以及高脂肪食物。
5. 忌吃可能引發過敏的食物。
6. 忌吃燥熱性水果、辛辣、刺激食品。
7. 忌食腥羶食物，如白帶魚、黃魚、鰻魚、鮭魚、鱔魚、白蟹、蝦等助長溼熱的食物，會壅塞耳竅，致使耳鳴發作。

耳鳴的現成食譜

食養分類	食譜推薦
食養飲料 A1、A2	‧魚腥草紅棗湯 ‧魚腥草菊花茶 ‧魚腥草薄荷茶
食養果菜汁及水果 B1、B2、水果 1、水果 2	‧高 C 果汁 ‧魚腥草蘋果汁 ‧鳳梨蘋果汁 ‧五汁飲 ‧多吃含鋅水果，像是蘋果、橘子、西紅柿。
食養驗方 （糙米茶或綠汁加營養補充品） C1、C2	（無特別限制）
食養三餐（生加熟食） D1、D2	‧薏仁綠豆地瓜湯 ‧胡蘿蔔山藥六色炒 ‧苦瓜湯

中耳炎

中耳炎屬於嚴重疾病，可對聽覺造成損害及影響學習能力，甚至阻礙言語發展。中耳炎又分為急性中耳炎與慢性中耳炎，大部份的急性中耳炎是因感冒發燒而引起的。此外，痲疹、百日咳、肺炎、鼻炎、鼻蓄膿症、扁桃腺炎、腺樣肥大、用硬或光或不潔的東西挖耳、游泳、洗澡、洗頭時細菌侵入，或擤鼻涕不慎，用力過猛等因素，使感染過的分泌物經耳咽管進入中耳，都有可能引發急性中耳炎。

急性中耳炎的主要症狀是發燒和脹痛，如果只是發炎還好，如果已經生膿就會非常疼痛，要等膿液流出之後耳痛才會減輕，體溫也才會隨之下降，除了耳痛和發燒外，有些患者還會有頭昏、噁心、嘔吐、食慾不振、聽力不佳等現象。

中耳炎可分為感染性和非感染性，前者由病毒或細菌所引起，後者多是由於咽鼓管受到阻塞所造成。中耳炎可能在單耳或雙耳一起發生。急性中耳炎偶而會波及周圍組織，併發嚴重的合併症，使內耳受到傷害，產生眩暈及內耳性重聽，再嚴重點，可能引起腦膜炎、靜脈洞炎、小腦或大腦的膿腫，是兒童聽覺受損的常見原因。

慢性化膿性中耳炎俗稱臭耳底子，急性化膿性中耳炎未能及時治癒，拖延六周以上者即為慢性化膿性中耳炎。慢性中耳炎通常是兒童患耳部感染期間未加以治療完全的結果，以至於造成感染的某些有機體仍然殘留在耳內；或者是感染難以完全排除，留下一個容易受感染的部位。

慢性中耳炎常常一天必須擦拭無數次耳朵流出黃色或褐色的液體，耳朵不痛，但經常向外流膿、流水，有的還伴有惡臭，必須每隔二～三小時更換一次棉花，晚上睡覺時液體會流到枕頭上，量少時只是濕濕的而已。

慢性中耳炎如不好好照顧，部份病患會引起耳鳴、聽力減退、搔癢或併發息肉、聽小骨遭到破壞。感染發作雖然緩慢，但破壞性很大，可能會造成永久性的傷害，感染時間愈久，聽力喪失得愈多。因此，及早發現及早治療是十分重要的。

中耳炎的食療原則

1. 多吃清熱、解毒食物，如綠豆、瓜類、蘿蔔、空心菜、莧菜、魚腥草等。
2. 多吃可排水、除濕的食物，像是冬瓜、綠豆、蘿蔔、薏仁等。

3. 忌吃易過敏食物，如海鮮類、蝦、蟹等。
4. 忌吃肥膩、重口味的食物。
5. 忌生冷食物。
6. 忌游泳。

中耳炎的現成食譜

食養分類	食譜推薦
食養飲料 A1、A2	・魚腥草薄荷茶 ・魚腥草菊花茶
食養果菜汁及水果 B1、B2、水果 1、水果 2	・魚腥草蘋果汁 ・左手香柳橙汁 ・五汁飲
食養驗方 （糙米茶或綠汁加營養補充品） C1、C2	（無特別限制）
食養三餐（生加熟食） D1、D2	・常喝苦瓜湯、什錦瓜類湯。

掉髮

異常掉髮可能是很多因素引起的，包括遺傳、疾病、營養不良、生活上的重大改變、心理壓力過大，以及藥物的副作用或進行化療等等。其中遺傳性的掉髮真的不容易改善，但後天因素造成的都可藉由補充營養、生活習性調整來改善。

從中醫觀點來看，現代人因為作息不正常而導致肝、腎功能衰退，但腎臟掌管毛髮的生長，肝臟負責養護毛髮，所以想擁有一頭健康的頭髮，養護肝、腎是重要的功課。記得三餐要定時定量、營養素均衡完整，並早睡早起、促進排泄順暢，這樣持之以恆幾個月就能看到改善。

掉髮的食療原則

1. 忌吃生雞蛋，生蛋白中含有 avidin（抗生物素蛋白），會與生物素結合，造成生物素缺乏。
2. 食療重點要從促進血液循環、促進荷爾蒙的生成兩方面下手，並且要避免必需脂肪酸不足，以減少頭髮分叉斷裂的機會。另外還要攝取足夠的生物素、輔酶 Q_{10} 及礦物質銅、鋅。

方法一：桑白皮水泡髮

材料：桑白皮 4 兩（可到中藥房買）、水 5 碗、毛巾 1 或 2 條、頭巾 1 條

做法：

1. 事先將桑白皮泡到水裡 30 分鐘。然後以大火先煮滾，再用小火續煮 10 分鐘。
2. 接下來，用洗髮精把頭洗乾淨、擦乾頭髮。
3. 先不要吹乾，將頭髮浸泡在桑白皮水裡沾濕，停留 10 分鐘以上。
4. 擦乾頭髮，讓頭髮自然乾燥。

方法二：薑汁酒抹頭皮

材料：老薑 1 大塊約 150g、高粱酒 1 瓶 300c.c.、乾淨的廣口玻璃瓶

做法：

1. 老薑洗淨後晾乾水分，切絲。
2. 玻璃瓶以沸水殺菌後瀝乾。

3. 放入薑絲、高粱酒，浸泡兩週後即可拿來抹頭皮。

用法：

1. 要用時，以脫脂棉沾薑汁酒塗抹在毛髮稀疏部位，讓它停留 2 小時，再用洗髮精洗掉。
2. 早、晚各塗一次，擦完之後務必洗淨；若不洗淨可能因過度刺激而長出小疙瘩。

幫助改善掉髮的食材

效果	食材推薦
促進荷爾蒙分泌	蜂王漿、薏仁、山藥、牛蒡
補充基本營養素	三寶粉：大豆卵磷脂、小麥胚芽、啤酒酵母
補充蛋白質	豆製品、藍藻
活血補氣	紅棗、枸杞子、菠菜、胡蘿蔔、桑椹
其他	黑芝麻、何首烏、黑豆、糖蜜、海帶

掉髮的現成食譜

食養分類	食譜推薦
食養飲料 A1、A2	・黃耆紅棗枸杞湯（多喝） ・山藥豆奶 ・菊花糖蜜水 ・牛蒡薑湯 ・糙米紅棗湯 ・黑豆薑湯 ・牛蒡清湯

食養果菜汁及水果 B1、B2、水果 1、水果 2	‧鳳梨蘋果汁 ‧淨血蔬果汁 ‧三寶胡蘿蔔汁 ‧胡蘿蔔腰果熱湯 ‧高 C 果汁 ‧胡蘿蔔蘋果汁
食養驗方 （糙米茶或綠汁加營養補充品） C1、C2	‧何首烏黑豆 ‧宜吃富含蛋白質的三寶粉、藍藻。 ‧避免長期大量服用維生素 A 補充劑，以免造成毛髮脫落。
食養三餐（生加熟食） D1、D2	‧黑芝麻核桃粥 ‧糙米黑芝麻栗子飯

白髮

據統計，白髮出現的時間，一般說來白種人在 20 歲左右，黃種人大約在 30 歲左右才會出現白髮，黑人則要到 45 歲左右才會由灰變白。白髮的產生主要與黑色素母細胞的死亡有關，產生的原因有很多，主要分成心理壓力跟營養缺乏。

白髮的食療原則

為了看來更年輕，多數人會染髮，但不但治標不治本，且化學染劑不利健康。建議從調節內分泌下手，A、B 項照排餐表進度持續喝兩個月，就能看到髮根開始轉黑。

飲食方面，有研究發現，長期營養失調會導致髮根的毛囊乳突產生變異，會使毛母色素細胞不再分泌黑色素而導致白髮。如果發現有少年白或最近白髮增多，只要不是家族遺傳基因所造成的白髮，可藉由補充下列食物來獲得療效：

1. 精力湯。
2. 蛋白質豐富的食物。
3. 富含礦物質的食物，特別是銅、鈷、鐵。
4. 富含維生素 B_1、B_2、B_6 的食物。
5. 可多吃枸杞、胡桃仁、栗子。
6. 忌煎、炸、烤、燻食物。
7. 忌辛辣、刺激食物。
8. 忌吃油膩食物。
9. 忌挑食，易造成營養不均。

幫助增加黑髮的食材

食養類型	食材推薦
五穀雜糧	常吃五穀飯，或五穀、白米各半混合一起煮。
豆類	除了紅豆、黃豆、綠豆等常見豆類之外，皇帝豆、豌豆、毛豆也有幫助。
富含植物性蛋白質的食物	豆類、酵母、花生、南瓜籽、花粉、杏仁等。
蔬菜	菠菜、紅蘿蔔、洋蔥、馬鈴薯、芹菜等。
水果	蘋果、奇異果、柿子、草莓、桑椹，或其果汁。
油脂	葵花油、橄欖油、黑芝麻油這三種，輪流交替當作烹飪用油。
特效食物	黑芝麻、黑豆、何首烏、海帶、紫菜、黑木耳，平時要把這六種融入飲食中。
補充品	三寶粉、優酪乳、糖蜜

白髮的現成食譜

食養分類	食譜推薦
食養飲料 A1、A2	．山藥豆奶 ．菊花糖蜜水 ．黃耆紅棗枸杞湯 ．牛蒡薑湯 ．糙米紅棗湯 ．黑豆薑湯
食養果菜汁及水果 B1、B2、水果 1、水果 2	．烏髮精力湯 ．三寶胡蘿蔔汁 ．胡蘿蔔腰果熱湯 ．高 C 果汁 ．胡蘿蔔蘋果汁 ．多吃葡萄、蘋果、奇異果、桑椹、藍莓、櫻桃。
食養驗方 （糙米茶或綠汁加營養補充品） C1、C2	．黑髮蔬菜泥 ．黑髮特效食物：優酪乳、三寶粉、糖蜜。 ．可常吃富含植物性蛋白質的酵母、花粉。
食養三餐（生加熟食） D1、D2	．黑芝麻核桃粥 ．糙米黑芝麻栗子飯
其他療法或叮嚀	掉髮中提供的桑白皮水泡髮、薑汁酒抹頭皮也適用來改善白髮轉黑。

17

牙齒口腔疾病

十七、牙齒口腔疾病

本類疾病的食療應從降火氣，並提升免疫力下手。

牙周病

牙周病乃牙菌斑在牙齒上經常形成一層具黏性、無色的細菌薄膜，這些細菌產生的毒素破壞牙齒及牙齦組織。經過一段時間，這些毒素破壞了牙齦，向牙根方向蔓延，造成感染，使得支持牙齒的韌帶和齒槽骨也遭破壞，即是牙周病。不正確的牙刷、假牙裝置不當、過度吸菸、偏食等都會引發牙周病。

牙周病的食療原則

1. 避開任何燥熱、易上火的食物；也避開生冷飲食。
2. 勿吃辛辣、刺激性食物。
3. 少吃甜食。

牙周病的現成食譜

食養分類	食譜推薦
食養飲料 A1、A2	‧五行蔬菜湯 ‧魚腥草薄荷茶 ‧適用過敏者的牙疼：魚腥草茶、熱茶湯 ‧牙疼伴隨口臭：魚腥草薄荷茶、柳橙汁 ‧高尿酸或腎功能異常者→蓮藕湯、淡竹葉葫瓜湯 ‧特別適用更年期→牛蒡清湯

食養果菜汁及水果 B1、B2、水果 1、水果 2	‧多喝左手香柳橙汁、高 C 果汁。 ‧適用各種牙疼→左手香柳橙汁、番茄原汁、高 C 果汁 ‧特別適合三高、癌症者→五汁飲 ‧腎功能異常、尿蛋白或尿酸偏高者→西瓜水梨汁、蓮藕生汁 ‧降血壓、降血糖、降火→淨血蔬果汁 ‧多吃高維生素 C 的蔬果，如奇異果、柳橙、芭樂等。 ‧忌食熱性水果。
食養驗方 （糙米茶或綠汁加營養補充品） C1、C2	（無特別限制）
食養三餐（生加熟食） D1、D2	（無特別限制）
其他療法或叮嚀	1. 早、晚、每次進食後，都要立刻用軟毛牙刷刷牙。刷牙時，要用含鹽牙膏，再沾細鹽刷牙。不可使用粗鹽，會傷害琺瑯質。 2. 睡前刷牙時，要用鹽水漱口。讓鹽水深入牙縫，再上床睡覺，有很好的滅菌效果，不過高血壓、腎臟病者不宜這樣做。

口腔炎

口腔炎的發病年齡從小孩到老人都有，但好發於青壯年期。引起口腔炎的原因多為睡眠不足、勞累過度、精神緊張、偏食、消化不良、便祕，以及吃東西時不慎咬傷；也可能因為藥物不當，或局部放射線治療（如頭頸部腫瘤）所引起；也常好發於女性朋友的經期前。

口腔炎的食療原則

1. 避食燥熱性食物，勿吃辛辣、味道重的刺激食物。
2. 忌抽菸及喝酒。

3. 多吃清熱食物，例如綠豆、西瓜、奇異果。

4. 味噌的維生素 B 群豐富，可常吃。

口腔炎的現成食譜

食養分類	食譜推薦
食養飲料 A1、A2	‧明日葉茶 ‧適用過敏者的牙疼→魚腥草茶、熱茶湯 ‧牙疼伴隨口臭→魚腥草薄荷茶、柳橙汁 ‧高尿酸或腎功能異常者→蓮藕湯、淡竹葉葫瓜湯 ‧特別適用更年期→牛蒡清湯 ‧腺體腫瘤引起的牙疼→半支蓮白花蛇舌草茶 ‧非腺體腫瘤引起的牙疼→五行蔬菜湯
食養果菜汁及水果 B1、B2、水果 1、水果 2	‧適用各種牙疼→左手香柳橙汁、番茄原汁、高 C 果汁 ‧特別適合三高、癌症者→五汁飲 ‧腎功能異常、尿蛋白或尿酸偏高者→西瓜水梨汁、蓮藕生汁 ‧降血壓、降血糖、降火→淨血蔬果汁 ‧多吃清熱水果，如奇異果、西瓜等。
食養驗方 （糙米茶或綠汁加營養補充品） C1、C2	‧多吃優酪乳，及維生素 B 群補充品，特別是 B_2。
食養三餐（生加熟食） D1、D2	‧多吃清熱蔬菜，如大黃瓜、苦瓜、白菜等。
其他療法或叮嚀	1. 不要吃火鍋，火鍋會刺激口腔、食管與胃腸道的黏膜，使其充血和水腫，還容易誘發一些疾病。 2. 常用淡鹽水漱口。 3. 避免過勞，注意保持排便通暢。

口角炎

當口角部分的皮膚摺疊起來，口水積聚在口角處，讓葡萄球菌及真菌有孳生的環境，就會招致口角發炎。

誘發原因很多，包括飲食不當，造成維生素 B 群缺乏；乾燥的氣候也容易引起，或常用舌頭去舔，也容易使口角乾裂而促發。

愛吃零食、吮手指、蓄積的口水、食物殘汁、牙膏未洗淨，以及壓力大、熬夜等習慣，也容易致病。

口角炎的食療原則

1. 不可偏食。
2. 避免辛辣食物。
3. 多吃富含維生素 B 群的食物，如蛋、牛奶、豆製品、胡蘿蔔、新鮮綠葉蔬菜、糙米、紫米等。

口角炎的現成食譜

食養分類	食譜推薦
食養飲料 A1、A2	· 明日葉茶 · 魚腥草薄荷茶 · 淡鹽水適用過敏者的牙疼→魚腥草茶、熱茶湯 · 牙疼伴隨口臭→魚腥草薄荷茶、柳橙汁 · 高尿酸或腎功能異常者→蓮藕湯、淡竹葉葫瓜湯 · 特別適用更年期→牛蒡清湯
食養果菜汁及水果 B1、B2、水果 1、水果 2	· 已有口角炎現象時，不要喝酸果汁，以免刺激已發炎的皮膚，使病情惡化。 · 適用各種牙疼→左手香柳橙汁、番茄原汁、高 C 果汁 · 特別適合三高、癌症者→五汁飲 · 腎功能異常、尿蛋白或尿酸偏高者→西瓜水梨汁、蓮藕生汁 · 降血壓、降血糖、降火→淨血蔬果汁 · 葡萄富含維生素 B 群，可多吃。

食養驗方 （糙米茶或綠汁加營養補充品） C1、C2	‧乳酸菌可製造維生素 B 群供給宿主使用，選擇天然發酵乳品或補充益生菌。
食養三餐（生加熟食） D1、D2	（無特別限制）
其他療法或叮嚀	口唇乾燥時，不妨塗抹護唇膏或多喝溫開水，防止乾裂發生，不要用舌頭去舔。

18

皮膚病

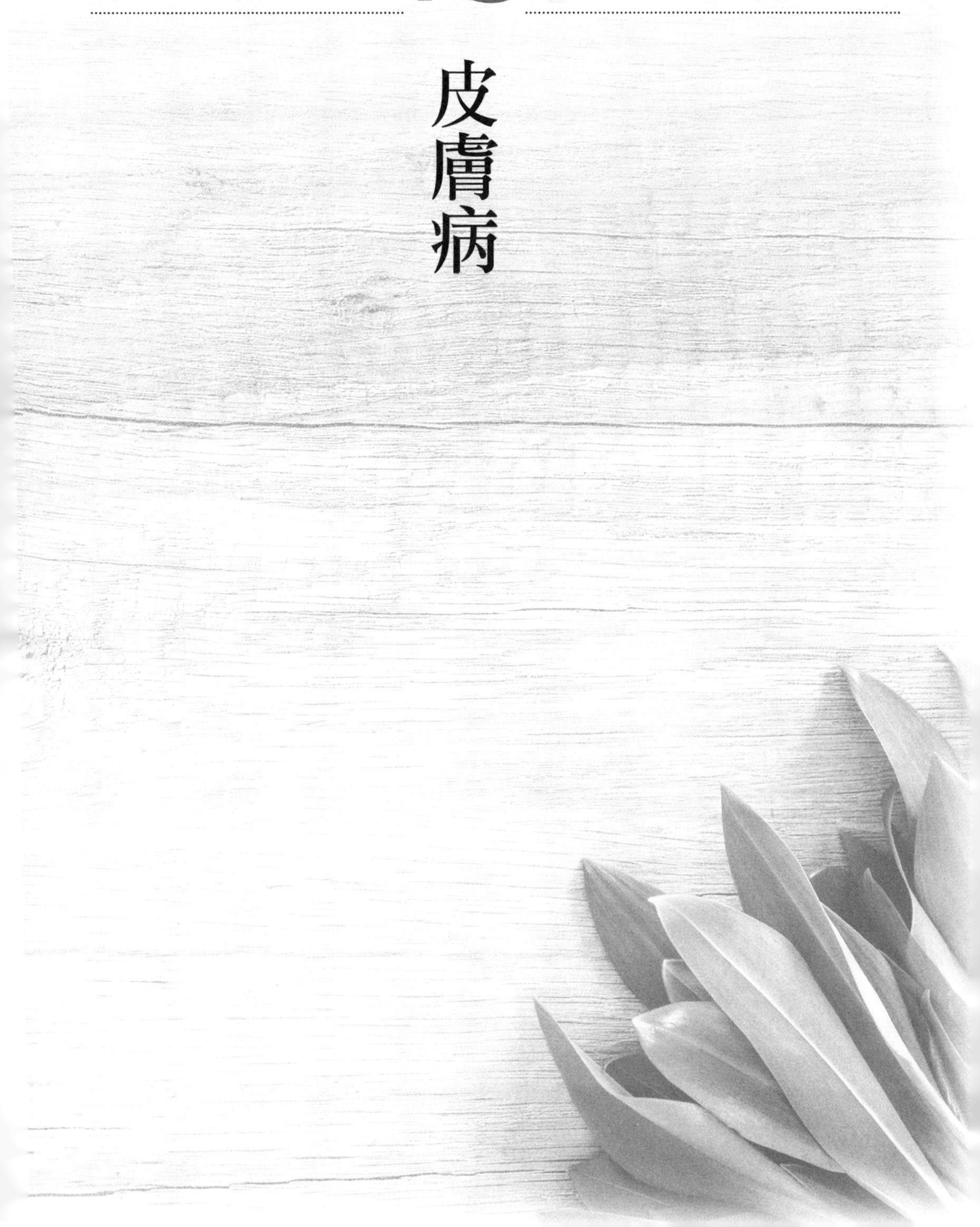

十八、皮膚病

有句話說「臉上的皮膚是腸子的鏡子。」從皮膚發癢到自體免疫性疾病造成的蝴蝶斑、紅斑性狼瘡，都是內臟不健康的反映。例如有人臉上易長黑斑，是體內宿便太多；常常晚睡使肝火太旺，導致臉上長痘子等等，是體內因素。此時塗抹再多保養品也只是治標不治本，無法根治問題。所以，對於皮膚病我特別強調落實體內環保，也就是排便的重要性，每天都最好要排便達到三次，才能把宿便排乾淨。

帶狀疱疹

帶狀疱疹，就是我們一般俗稱的「皮蛇」或「飛蛇」，它是由濾過性病毒所引起的再發性病變，帶狀疱疹也可說是水痘的延伸。得過水痘的人，水痘雖然會痊癒，但病毒仍潛伏在體內；當身體過於疲累或免疫力下降或體力衰弱時，會讓水痘病毒，沿著神經系統發病，引起神經痛、皮膚表面的小水疱等症狀，成為帶狀疱疹。

帶狀疱疹具有傳染性，但傳染力只有水痘的三分之一，任何年紀的人都可能得到，但多好發於年紀較大者、免疫力較差的人，以及惡性腫瘤患者。

帶狀疱疹在就醫之後，約 2～3 週的時間就能完全痊癒；但如果發作之後未能及早就醫的話，有可能形成神經痛的後遺症。有些人的水泡結痂、脫落之後，神經痛還會持續幾個月，不過大多會在三個月內消失，而少數的人會長期為神經痛所苦，如果未能從飲食調養的話，有些人會痛到一年，甚至更久。相反地，如果善用營養素，可能半個月內就不痛了。

外敷療法

一、空心菜外敷法

在傳統中醫理論中，認為空心菜內服解飲食中毒，外用治一切胎毒、腫物及撲傷。而從營養學來看，因它含有特殊植物鹼，能夠去熱解毒。所以用它外敷可改善紅、腫、熱、痛。

材料：空心菜 300g、茶籽油 50c.c.、濃茶 200c.c.。

做法：

1. 先泡好濃茶。茶葉的份量要多，以熱水浸泡至少半小時，再放涼備用。
2. 用烤箱將空心菜烤到焦黑。
3. 烤焦的菜加上茶籽油，拌成膏狀。
4. 以濃茶沖洗患部來殺菌。
5. 待患部乾燥之後，將調勻的空心菜膏塗敷在患部。
6. 每天分別在早、午、晚塗敷 3 次，連續做 5 天。

二、嫩桃葉外敷法

材料：嫩桃葉（含葉子與芯）8 片、高粱酒 30c.c.、全新未用過的毛筆

做法：

1. 嫩桃葉洗淨、瀝乾，再搗爛成泥。
2. 加入一點高粱酒殺菌，變成泥狀。
3. 用毛筆沾桃葉泥，由患部外圍慢慢往內塗。

4. 剛開始的前三小時，每小時塗一次。之後每兩個小時塗一次，睡前也要塗。

小叮嚀：

1. 嫩桃葉是指水蜜桃的樹葉，可取三月或六月的桃樹。
2. 不可用夾竹桃的葉子，它有劇毒不可使用。

三、地瓜蒂頭泥外敷法

材料：小型紅肉地瓜 5 顆、炒菜鍋、紗布 1 塊、彈性繃帶 1 條

做法：

1. 地瓜取蒂頭約 1 吋的部位，洗淨後磨成地瓜泥。
2. 下鍋乾炒、不加油，炒到半熟。
3. 地瓜泥放涼後敷上患部，再以紗布固定，兩天後再取下。
4. 連續做 3 次，也就是 6 天。

常用無菌紗布加生理食鹽水（西藥房有售）貼在患部，十分鐘後拿掉，可讓皰疹水泡變乾，加速復原。

帶狀疱疹的食療原則

分類	綠燈（常吃或可多吃）	黃燈（節制食用）	紅燈（忌食）
種類	‧海藻類 ‧多補充維生素 B_1 ‧牛奶、黃豆及其製品	‧花生、巧克力、堅果類（杏仁、杏仁果、腰果、松子、核桃、南瓜籽等） ‧動物膠含量高的食物，像是果凍。 ‧吃少吃椰子製品，包含椰子水、椰子肉、椰子油等。 ‧少吃大麥、燕麥、小麥、玉米及其製品，所以麵包、麵線、小麥胚芽都不宜吃。	‧煎、炸、燻、烤及加工品都暫時不要吃。 ‧辛辣、刺激性食物。 ‧菸、酒。

說明	·富含賴胺酸的食物，包括牛奶、黃豆及其製品、海藻類。	·在蛋白質中，有兩種胺基酸營養素與帶狀疱疹息息相關，是精胺酸及賴胺酸，宜少吃或忌食。 ·上述花生、巧克力、堅果類富含精胺酸。	
調理重點	因為免疫力低下而引起的帶狀疱疹，應及早就醫，並用食療調整，可避免引起神經痛的後遺症。		

帶狀疱疹的現成食譜

食養分類	食譜推薦
食養飲料 A1、A2	·魚腥草薄荷茶 ·魚腥草紅棗湯 ·菊花糖蜜水 ·魚腥草茶
食養果菜汁及水果 B1、B2、水果1、水果2	·五汁飲 ·淨血蔬果汁 ·左手香柳橙汁
食養驗方 （糙米茶或綠汁加營養補充品） C1、C2	·多補充維生素 B_1 ·不吃小麥胚芽 ·綜合蔬菜泥 ·明日葉原汁 ·明日葉柳橙汁 ·補充天然綜合維生素、藍藻、蜂膠。
食養三餐（生加熟食） D1、D2	·菱角粥、馬齒莧薏仁粥、五穀奶 ·常喝苦瓜湯。 ·要多吃海藻類，如海帶、紫菜。

黑斑

黑斑是指黑色素沉澱在臉部、臉頰或額頭部位，又名肝斑，但並不表示與肝臟疾病有關，而是斑的顏色有如肝臟顏色一樣，看起來臉部就像有一隻展翅的黑蝴蝶印在上面，常發生在生育期婦女。形成黑斑的因素有下列 4 點：

1. 女性荷爾蒙。
2. 紫外線（太陽光）的慢性傷害。
3. 保養品或化妝品使用不當。有些不肖的廠商會將汞添加在美白霜裡面，短時間漂白效果會很明顯，然而若長期使用，汞元素會沉澱在皮膚，反而會更黑，也就是俗稱的汞斑。
4. 口服避孕藥誘發黑色素沉澱。

黑斑的食療原則

1. 酪梨中含有大量的植物性脂肪、蛋白質、礦物質、維生素 A、C、E 及 B 群，對皮膚美白具有很好的效果。
2. 維生素 C 可幫助黑色素還原，建議多吃維生素 C 含量高的食物。
3. 白藜蘆醇（Resveratrol）可抑制酪胺酸脢的活性，而降低黑色素含量，飲食中主要存在葡萄表皮、桑椹、花生及紅酒中。
4. 多吃堅果類，其中的維生素 E 可防止脂肪過氧化，改善皮膚過度色素化，抑制酪胺酸脢，減少黑色素生成；堅果油脂類（葵瓜子、花生、橄欖油）有大量維生素 E。

黑斑的現成食譜

食養分類	食譜推薦
食養飲料 A1、A2	．魚腥草薄荷茶 ．利尿冬瓜湯

食養果菜汁及水果 B1、B2、水果 1、水果 2	·檸檬水 ·可多吃桑椹、酪梨。
食養驗方 （糙米茶或綠汁加營養補充品） C1、C2	·小麥胚芽中有大量維生素 E，有助於減少黑色素生成。
食養三餐（生加熟食） D1、D2	（無特別限制）
其他療法或叮嚀	1. 要改善黑斑應先防曬，並設法降低酪胺酸脢的活性、還原黑色素、促進老舊角質及黑色素代謝。 2. 蘆薈外用可以避免紫外線對皮膚的傷害，建議可酌量使用。 3. 避免上午十點至下午二點間從事戶外活動。 4. 確實做好肌膚防曬工作。 5. 外出時要記得使用陽傘、遮陽帽或穿長袖衣物。

青春痘

青春痘，又稱痤瘡或粉刺，是由於荷爾蒙分泌旺盛，皮脂分泌量大，導致毛孔堵塞，油脂和廢物無法順利排出，而形成紅色丘疹、膿皰，變成青春痘。

飲食不當、高鹽、醣類和高脂食物偏高、失眠、煩惱、身心壓力等，均易誘發青春痘。另外，年輕女性月經來潮前後，也容易產生青春痘，但經期後通常能自然恢復。

青春痘的食療原則

1. 飲食要清淡，多吃蔬菜、水果、高纖維質的食物。
2. 忌辛辣、刺激性食物。
3. 忌吃油炸、油煎、烤、燻、烘培等食物。
4. 禁吃高糖、高脂肪食物，以免讓毛細血管擴張，皮脂分泌愈加旺盛，使青春痘更嚴重。

5. 避免熬夜、吸菸、喝酒。

青春痘的現成食譜

食養分類	食譜推薦
食養飲料 A1、A2	・魚腥草薄荷茶 ・半枝蓮白花蛇舌草茶
食養果菜汁及水果 B1、B2、水果 1、水果 2	・高 C 果汁 ・左手香柳橙汁
食養驗方 （糙米茶或綠汁加營養補充品） C1、C2	・明日葉可清熱解毒，明日葉原汁等可常喝。
食養三餐（生加熟食） D1、D2	・涼拌苦瓜 ・苜蓿芽生菜沙拉
其他療法或叮嚀	1.忌用手擠壓、搔抓患部，以免細菌感染。 2.忌濫用藥物。

雞眼

雞眼的學名為足蹠疣，是長期受到擠壓、摩擦，導致表皮增厚而形成的厚繭；常見於足部，因為形狀像雞的眼睛因而得名。成因多半是因為穿過緊或過窄的鞋子，或足骨畸形所導致，在行走時會受到壓迫而引起疼痛，在不受力時患者並無明顯感受。

不論成因為何，改善的原理都是挑選合適的鞋子，調整身體對腳底的受力分布，讓它回到應有的位置，不再復發。

雞眼的食療原則

1. 適合腳的鞋子、外敷、內服多管齊下，可改善雞眼。
2. 建議採三日蘋果餐（減肥法）。
3. 適量攝取堅果類食物，堅果中含有豐富的必需脂肪酸及維生素 A、E，脂肪酸可幫助更新組織及細胞修復，維生素 E 可改善血液循環，維生素 A 更是組織修復所必需。
4. 多攝取維生素 C 含量高的食物，維生素 C 可促進傷口癒合、協助膠原蛋白的合成，對皮膚生長很重要。

雞眼的現成食譜

食養分類	食譜推薦
食養飲料 A1、A2	・魚腥草薏仁湯 ・艾草紅棗湯（每天至少喝兩次、每次 500c.c.，至少喝 10 天。）
食養果菜汁及水果 B1、B2、水果 1、水果 2	・高 C 果汁 ・五汁飲 ・淨血蔬果汁
食養驗方 （糙米茶或綠汁加營養補充品） C1、C2	・多攝取維生素 C 含量高的食物。
食養三餐（生加熟食） D1、D2	・薏仁湯 ・攝取足夠的必需胺基酸以促進組織細胞快速修補，素食者更應注意蛋白質的互補作用（穀類加豆類一起吃），以避免必需胺基酸的缺乏，黃豆糙米飯是很好的來源。 ・魚腥草、車前草、薏仁煮成的湯可促進代謝，建議持續喝一個月。

香港腳

只要皮膚一直處在在潮濕的環境中，非常容易引來黴菌。腳趾被黴菌感染後，引發癢、脫皮、龜裂、小水泡等症狀，此時就已感染了香港腳，也就是足癬。再經由接觸很快會傳染到其他部位，引發灰指甲、富貴手。

注意事項

1.挑鞋原則

① 避穿高跟鞋或尖頭鞋，避免受力不均。

② 越晚買鞋越好。腳到越晚越腫脹，所以早上買鞋會買得太小。

③ 試鞋一定要走一走。

④ 鞋襪一變形就要丟，以免過度摩擦導致雞眼惡化。

⑤ 勿任意用手或尖銳物刮除雞眼，以免造成感染。

2.外敷療法

雞眼的外層是厚皮，治療的原理除了要去除厚皮之外，也要促進局部的血液循環。情況不嚴重的可用鹽療法治好，較嚴重的可嘗試第二個方法—酒醋泡擦法。

3.鹽療法

材料：天然的鹽巴，如海鹽、岩鹽等。

用法：把鹽巴直接抹在雞眼上，用指腹慢慢按摩。甚至可用鹽按摩腳底的反射區，來預防內臟器官的疾病。每天這樣按 3～5 分鐘，持續兩個月就能軟化、消失。

4.酒醋泡擦法

材料：泡腳用的桶子、42℃的熱水、200c.c.米酒。天然米醋、棉花棒、美容用小剪刀（或銼刀）、去籽烏梅肉 2 或 3 顆（可到中藥房買）、海鹽、OK 繃。

用法：

1. 把熱水、米酒倒入桶裡，泡腳到水變冷為止。
2. 取棉花棒沾米醋，塗在雞眼表面。等 5 分鐘後雞眼變軟，再以銼刀或美容小剪刀，慢慢小心地去掉外皮，但不要造成傷口，以免感染。
3. 將烏梅加點米醋、海鹽，略加幾滴水，一起搗槌至軟爛。軟爛後貼在雞眼上，用 OK 繃固定住，至少貼半小時再取下，但請勿貼超過半天。

小叮嚀：酒醋泡擦法持續一個月，再大再硬的雞眼也會自動掉下來，效果非常好！

香港腳的食療原則

1. 建議吃三日蘋果減肥餐。
2. 忌吃辛辣、刺激性食物。
3. 忌吃炸、煎、燻、烤食物。

香港腳的現成食譜

食養分類	食譜推薦
食養飲料 A1、A2	・魚腥草紅棗湯 ・魚腥草薄荷茶
食養果菜汁及水果 B1、B2、水果 1、水果 2	・五汁飲 ・淨血蔬果汁 ・左手香柳橙汁
食養驗方 （糙米茶或綠汁加營養補充品） C1、C2	（無特別限制）

食養三餐（生加熟食） D1、D2	‧苜蓿芽生菜沙拉 ‧涼拌苦瓜

香港腳的外敷療程

1. 雙腳常保持乾燥，居家休息時，儘量打赤腳，以保持乾燥、通風。
2. 勿穿密不通風的鞋，要選擇有通風設計的鞋（如涼鞋、氣墊鞋等）。穿襪之前，先在腳上抹爽身粉或嬰兒痱子粉，讓腳常保乾燥。
3. 勤洗腳：常常洗腳是改善香港腳最基本的要訣，只要有空，便可脫鞋、洗腳，再保持乾燥。
4. 避免接觸清潔劑，以免症狀加劇。
5. 避免搔抓患部，勿穿他人鞋襪。
6. 想改善香港腳，外用法很重要，以下分成日、夜兩部分來改善，連做一個月就可徹底改善，要一直做到根除為止。

日間用碘酒殺菌加塗香粉

材料：棉花棒、（含酒精）碘酒、香粉（或痱子粉）

用法：

1. 每天早上還沒出門上班前至少要用半小時空檔，先洗淨雙腳、擦乾後，再用棉花棒沾碘酒塗敷患部，這時會有點痛。讓碘酒自行風乾，約要半小時，這是很徹底的殺菌法。
2. 接著，在患部塗上香粉，香粉是早期婦女當成粉底的一種化妝品，可在鄉下雜貨店或傳統的結婚禮品店買到。它含有殺菌的成分。如果買不到就用痱子粉代替。

小叮嚀：在網路上搜尋新竹香粉，或許有助於買到。

夜間用米醋泡腳加濃茶泡腳

材料：米醋、便宜的綠茶或烏龍或龍井茶葉

做法：

1. 濃度 100％米醋與冷水用一比一的比例稀釋，裝在水桶或盆裡。
2. 先煮好一鍋濃濃的茶湯，在泡腳時溫度約要 40～42℃，倒在臉盆裡。

用法：

1. 睡前先把腳洗乾淨，泡 50％濃度的米醋水 15 分鐘，不要超過時間，以免過度刺激皮膚。
2. 泡過米醋水的腳會有點臭酸味，但馬上泡入濃茶湯裡，味道就會消失。此時的濃茶湯應在 40～42℃，需泡半小時。

小叮嚀：

1. 米醋一定要稀釋，以免過度刺激皮膚；米醋水不可加熱水，以免醋中的益菌成分被破壞。
2. 米醋水、濃茶湯可回收重複使用；其中隔夜的濃茶湯，效果反而比當天煮的更好。

頭皮屑

頭皮的角質老舊時，通常會自然剝落，但不會形成一塊一塊的頭皮屑，只有頭皮不健康時，才會形成塊狀的頭皮屑。造成頭皮不健康的直接原因，通常是細菌感染，或脂肪分泌過多。

頭皮屑常發生在工作緊張、壓力過大、睡眠不好的時候，所以調理的方法可藉由放鬆身心、多吃安神食物，以及從助眠等方面下手。

頭皮屑的食療原則

分類	綠燈（常吃或可多吃）	黃燈（節制食用）	紅燈（忌食）
種類	・多吃安神食物來助眠 ・多吃粗纖維幫助排便。 ・每天至少喝 2500c.c. 的水，以促進排毒。 ・多補充富含維生素 B 群的食物。	・澱粉類食物不要吃太多	・煎、炸、燻、烤的食物。 ・遠離加工食品至少一個月。 ・刺激性調味料、甜食。
說明	・多補充富含維生素 B 群的食物，如綠色蔬菜、芹菜、豆類、芝麻、香菇、乾果等。		
調理重點	1. 頭皮屑與營養息息相關，酸性體質與維生素 B 群的缺乏，都是它的成因。 2. 改善酸性體質是治療的重點。多素、少葷，最好實行食養二分法，改善酸性體質的效果最好。 3. 忙碌者可採行較快產生效果的三日蘋果餐。		

頭皮屑的現成食譜

食養分類	食譜推薦
食養飲料 A1、A2	・魚腥草紅棗湯 ・魚腥草茶 ・金針花湯
食養果菜汁及水果 B1、B2、水果 1、水果 2	・五汁飲 ・淨血蔬果汁 ・三寶胡蘿蔔汁 ・香蕉、鳳梨富含維生素 B 群，可多吃。
食養驗方 （糙米茶或綠汁加營養補充品） C1、C2	・通便蔬菜泥
食養三餐（生加熟食） D1、D2	・五穀奶

徹底根除頭皮屑的輕食計畫

體質才是造成頭皮屑的主因，如果能徹底地進行 12 餐次的食養排餐表，那效果會最好。但針對時間上無法實行者，推薦一週至少 2 天進行此輕食計畫，也有一定療效。如下：

餐次	飲品
早餐	通便蔬菜泥 300c.c.加五穀奶 300c.c.
8：00～9：00	魚腥草茶或魚腥草薄荷茶 300c.c.
9：00～10：00	魚腥草茶或魚腥草薄荷茶 300c.c.
10：00～11：00	五汁飲或淨血蔬果汁 300c.c.
午餐	通便蔬菜泥 300c.c.加五穀奶 300c.c.
14：00～15：00	魚腥草茶或魚腥草薄荷茶 300c.c.
15：00～16：00	魚腥草茶或魚腥草薄荷茶 300c.c.
16：00～17：00	五汁飲或淨血蔬果汁 300c.c.
晚餐	通便蔬菜泥 300c.c.加五穀奶 300c.c.
20：00～21：00	五汁飲或淨血蔬果汁 300c.c.

小叮嚀：
1. 一般情況下，茶飲每日要喝足 1200c.c.才有效，而果菜汁至少也要喝到兩次（最少 600c.c.）。
2. 晚上以熱水泡腳，逼汗排毒，請參考好眠九招[1]。

告別頭皮屑的洗髮秘方

一、洋蔥泥洗頭

材料：兩顆洋蔥、小紗布袋、濃紅茶湯

做法：

1. 洋蔥去除外層褐色皮之後切碎，再裝到小紗布袋裡。
2. 用普通的紅茶茶包三個，加入滾水 2000 c.c.左右沖泡 10 分鐘以上。

用法：

1. 洗髮之前，用紗布袋在頭皮上慢慢拍打、按摩，稍微用力讓洋蔥的汁液滲出到頭皮上，至少按摩 10 分鐘再洗髮。
2. 如果洗髮後洋蔥味仍重，可用紅茶湯來浸濕頭髮，只要停 10 分鐘就能去除洋蔥味。紅茶不一定要洗掉，可直接烘乾頭髮。
3. 每天進行一次，持續一週就可見到成效。

小叮嚀：一袋洋蔥可用兩天，第一次用完後用保鮮袋密封好，放進冰箱冷藏保存。

二、茶籽粉

材料：茶籽粉（可到生機飲食店買）

用法：把一匙 10～15g 的茶籽粉混入中性洗髮精裡面，常常這樣洗，過一段時間，頭皮屑會逐漸減少。

三、鹽巴洗頭法

材料：天然海鹽

用法：

1. 以清水打濕頭髮之後，取一匙半（約 20g）的鹽倒在頭皮上，以雙手慢慢按摩，讓鹽巴至少停留 5 分鐘。

2. 以洗髮精混合半匙鹽、約 7～8g 來洗髮，搓洗時間至少 3 分鐘，最後再沖洗完成。

小叮嚀：此法不適合頭皮有傷口的人，會刺痛。

富貴手

富貴手的治療原則

家庭主婦幾乎每天都要做家事，皮膚長期接觸水會破壞皮脂線的油脂分泌功能，於是手部皮膚的免疫力即降低，這就是富貴手的形成環境。富貴手嚴重時，會在表現形成硬皮，不但皮膚變得粗糙，碰到水時又會龜裂，皮膚中的內層碰到水會相當疼痛。

改善富貴手的方式，從外下手要注意讓雙手隨時保持濕潤，常常補充塗抹保濕度夠的潤膚品，並選用合適的中性清潔劑；可購買茶籽粉來清潔家裡，不但環保、去污力強又不傷肌膚。而從內調理的方法，著重在促進血液循環、新陳代謝，間接地幫助脆弱肌膚能快速更新。

富貴手的現成食譜

食養分類	食譜推薦
食養飲料 A1、A2	·魚腥草紅棗湯 ·黑糖魚腥草茶 ·糙米茶
食養果菜汁及水果 B1、B2、水果 1、水果 2	·用芽菜（苜蓿芽、綠豆芽或豌豆苗）、蔬菜與水果各 1 碗打成精力湯來喝。

食養驗方 （糙米茶或綠汁加營養補充品） C1、C2	（無特別限制）
食養三餐（生加熟食） D1、D2	（無特別限制）
其他療法或叮嚀	1. 治富貴手外敷很重要，內服可促進新陳代謝。 2. 對付頑劣的富貴手一定要有耐心！ 3. 建議吃三日蘋果餐[2]。

富貴手的外敷療程

分成日間與夜間，建議要持續一週以上，不管多嚴重的情況，都能藉由這四步驟得到明顯改善。

（日間）大蒜膏塗手加蘆薈膠

材料：大蒜 2 顆、豬油 200g、調理機、乾淨容器、新鮮蘆薈 1 段、乾淨的刀片。

做法：

1. 將蒜頭剝皮、切碎。
2. 加入豬油後放入調理機打成糊狀，變成大蒜膏。
3. 裝入乾淨容器後，放冰箱冷藏。
4. 以刀子切掉蘆薈葉片上的刺，再將蘆薈葉切成兩或三小段，每段再從中間橫切成兩半，便可使用到蘆薈肉。

用法：

1. 先洗好手並擦乾，將大蒜膏塗滿雙手、停留 30 分鐘。這個步驟在初期時因為會刺激到裂開的肌膚，會有刺痛感，但請稍加忍耐，後來就慢慢不會疼痛。

1 請見本書 P044 頁。

2. 之後用蘆薈擦手，擦時要用點力，好像要抹去手上的大蒜膏一樣。這樣擦完後，雙手便會沾滿了果肉的透明黏液，這個黏液要讓它停留在手上 1 小時，才能用清水洗淨。

小叮嚀：

1. 新鮮蘆薈可到青草店購買。
2. 蘆薈的表皮與透明果肉之間有一種黃色黏液，內含過敏物質，會讓人發癢，要盡量避免碰到皮膚。

（夜間）米醋泡手加蛋黃敷手

材料：天然發酵米醋、蛋黃、可丟棄式的塑膠手套、膠帶。

用法：

1. 米醋泡手：雙手浸泡在 100％不添加水的米醋內，約 5 分鐘，接著以毛巾擦乾即可。
2. 睡前，拿 1 顆雞蛋只取蛋黃，用蛋黃將雙手塗滿，然後雙手分別套入塑膠手套，在手腕口以膠帶封住。經過一晚上，隔天早上醒來再解開手套、洗淨雙手。

小叮嚀：

1. 手部龜裂很嚴重的人，泡了 100％米醋可能會疼痛難耐，此時可以加淨水用一比一的比例，稀釋成 50％的濃度來使用。
2. 米醋有分成化學醋跟天然發酵的陳年米醋，差別是在天然發酵醋含有較多益菌，效果較佳。到生機飲食店購買時要仔細認明。
3. 富貴手情況較輕的人，可只用蛋黃敷手就好。
4. 雖然蛋黃味道較腥，但效果很好，請持之以恆超過 10 天，就能看到成效。

國家圖書館出版品預行編目（CIP）資料

喚起體內的神醫. 二, 對症篇：歐陽英讓你掌握病症簡單開單 / 歐陽英著. -- 初版. -- 新北市：大喜文化, 2019.01
面； 公分. --（呷健康；6）
ISBN 978-986-96463-7-6（平裝）

1.健康法 2.養生 3.食療

411.1 107020803

呷健康 06

喚起體內的神醫（二）對症篇：
歐陽英讓你掌握病症簡單開單

作　　者　歐陽英
編　　輯　蔡昇峰
發 行 人　梁崇明
出 版 者　大喜文化有限公司
登 記 證　政院新聞局局版台 業字第 244 號
P.O.BOX　中和市郵政第 2-193 號信箱
發 行 處　23556 新北市中和區板南路 498 號 7 樓之 2
電　　話　（02）2223-1391
傳　　真　（02）2223-1077
E-mail　joy131499@gmail.com
銀行匯款　銀行代號：050，帳號：002-120-348-27
　　　　　臺灣企銀，帳戶：大喜文化有限公司
劃撥帳號　5023-2915，帳戶：大喜文化有限公司
總經銷商　聯合發行股份有限公司
地　　址　231 新北市新店區寶橋路 235 巷 6 弄 6 號 2 樓
電　　話　（02）2917-8022
傳　　真　（02）2915-7212
初　　版　西元 2019 年 1 月
流 通 費　新台幣 600 元
網　　址　www.facebook.com/joy131499